Mon challenge PILATES AU TOP!

Direction éditoriale : Marie-Anne Jost-Kotik
Responsable éditoriale : Aline Sibony
Coordination de la rédaction et suivi éditorial: Amandine Gombault / Storytellers Médias

Illustrations : Angélique Agasse / Les Indiens
Photographies : Line Brusegan
Stylisme : Claire Haïm

Conception graphique et mise en pages: Estelle Chatelot, Sidonie Le Gourrièrec et Sophie Villette

LAURY
THILLEMAN
avec Lugdivine Meytre

Mon challenge PILATES AU TOP!

F1RST
ÉDITIONS

MA RENCONTRE **AVEC LUGDIVINE**

Lorsque j'ai découvert Lugdivine pour la première fois (sur mon écran de smartphone pendant le confinement !), j'ai été scotchée par son énergie solaire et ses yeux si rieurs ! Elle dégage une bonne humeur incroyable et une grande sérénité.

J'ai tout de suite eu envie d'essayer ses cours de Pilates.

Je vous avoue, au départ, le Pilates ne m'attirait pas trop... Je pensais que j'allais m'ennuyer (moi qui suis une sportive hyperactive, qui aime l'aventure !) et que cela n'allait pas m'apporter grand-chose de plus que ce que je faisais déjà. J'avais peur de trouver ça un peu fastoche, pas très physique...

Eh bien j'étais carrément à côté de la plaque !

Lugdi (son petit surnom) m'a apporté au fil des séances un vrai réconfort, du lâcher-prise sur la vie et mes petits tracas, bref un véritable apaisement et une grande force intérieure dont j'avais besoin.

Je me suis immédiatement sentie bien avec elle, je pense d'ailleurs qu'elle a un super pouvoir ! Elle fait partie de ces personnes qui partagent avec vous ces bonnes ondes et vous donnent une pêche d'enfer !

Le Pilates avec Lugdivine fut pour moi une pure découverte et ***une sacrée dose de plaisir***.

Si vous avez besoin d'évacuer votre stress, sculpter votre silhouette, mieux dormir, vous sentir en forme toute l'année, retrouver confiance en vous, etc., commencez dès maintenant ce programme que nous avons concocté pour qu'il soit adapté à tous les niveaux, même les plus grands débutants.

L'objectif ? Que vous deveniez fan du Pilates, comme moi !

Prenez soin de vous,

Laury

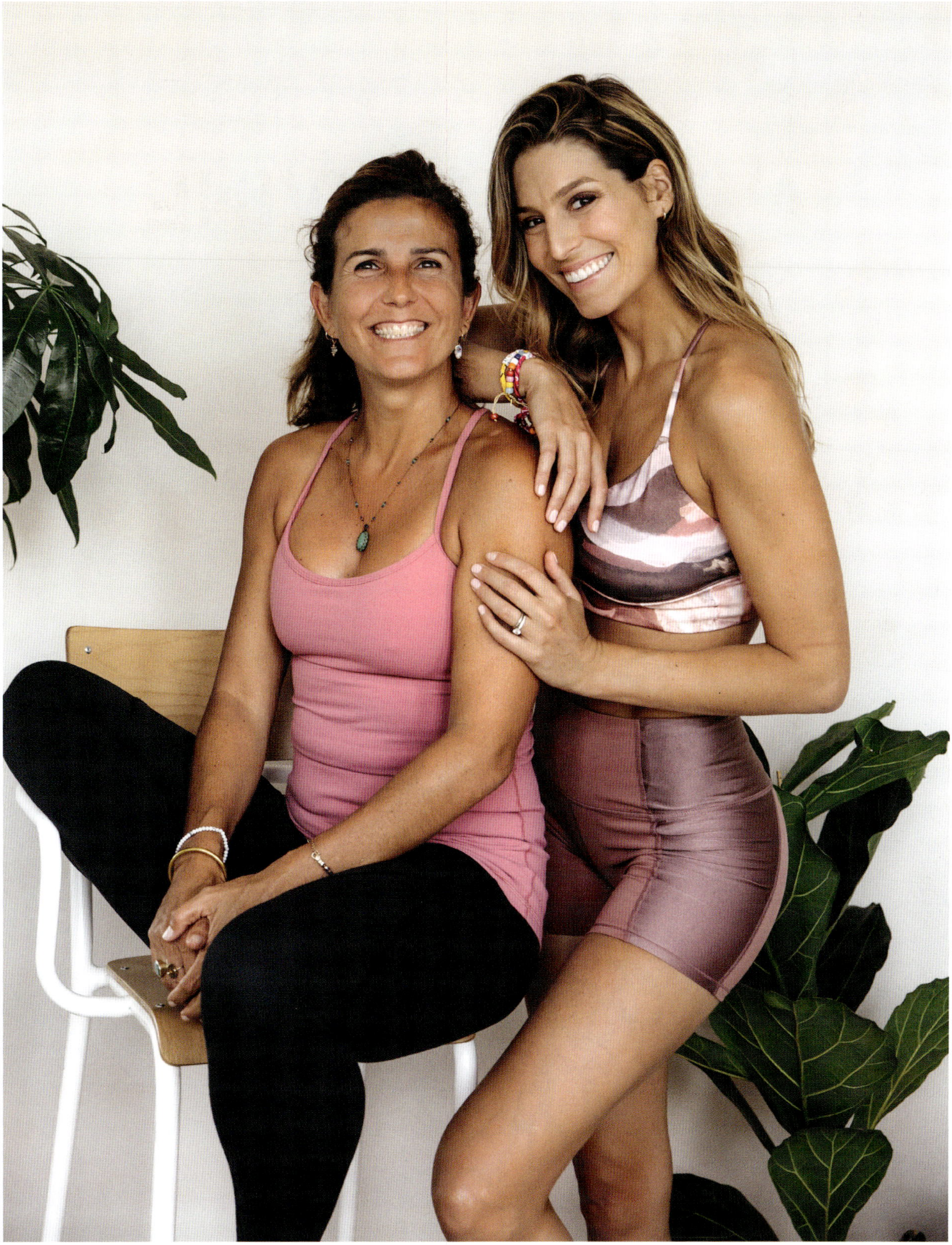

Sommaire

LA MÉTHODE **PILATES**

Elle représente la coordination complète du corps, du mental et de l'esprit, expliquait son créateur, l'Allemand Joseph Hubertus Pilates (prononcez « Pilatès »...). Renforcer et tonifier les muscles, améliorer la posture, la souplesse et l'équilibre pour augmenter la conscience du corps : la méthode Pilates apporte un bien-être global qui s'inscrit dans la durée.

Véritable philosophie de vie, le Pilates, appelé à l'origine la contrôlogie, a pris naissance dans les années 1920 à New York. Son idéologie ? Associer un corps et un esprit sains dans un mode de vie en accord avec son bien-être. Finies les mauvaises postures du corps, une respiration inadéquate et un stress permanent qui engendrent des problèmes de santé. Le Pilates propose d'apprendre à travailler tous les muscles du corps en même temps, plutôt qu'isoler certains groupes musculaires pour développer un corps équilibré en engageant complètement son mental. Il est en quelque sorte une méditation en mouvement.

Et si au début, les mouvements du travail sur tapis (appelés aussi le *matwork*) semblent déconnectés de la vie quotidienne, c'est avec patience et persévérance que l'on réalise qu'ils sont aussi des outils de connaissance du corps.

Une fois acquis, le contrôle de nos muscles peut être transposé à nos activités de tous les jours : marcher, courir, porter, soulever des poids, s'asseoir, etc., pour finalement atteindre une sensation de mieux-être physique et psychologique.

« La contrôlogie vous apporte souplesse, grâce naturelle et une nouvelle façon remarquable de vous mouvoir, de jouer, de travailler. Vous développerez puissance et endurance musculaire, vous serez en mesure d'effectuer des tâches difficiles, des parties de jeu ardues, de marcher, courir, ou vous déplacer sur de longues distances sans ressentir de fatigue excessive ou de tension », expliquait son fondateur.

« ***En 10 séances, vous sentirez la différence,*** en 20 séances, vous verrez la différence et ***en 30 séances vous aurez un nouveau corps.*** »

Joseph Pilates

SES 8 PRINCIPES

1. RESPIRATION

La respiration est le premier acte de la vie et le dernier ; il est essentiel d'apprendre à respirer correctement. La respiration en Pilates est thoracique et s'effectue sur trois plans : avant, arrière et latéral. Elle est intégrée à chaque mouvement afin de se concentrer sur ce que vous faites et d'améliorer votre capacité pulmonaire.

2. CONCENTRATION

Élément central du Pilates pour fusionner le corps et l'esprit. Vous devez être présent à ce que vous faites, ancré dans l'ici et maintenant de la séance ! Joe Pilates disait souvent « il vaut mieux réaliser cinq répétitions parfaitement que vingt sans y prêter attention ».

3. CONTRÔLE

Être dans le contrôle signifie comprendre et maintenir la structure, l'alignement et l'effort nécessaire pendant toute la durée de la séance.

4. CENTRAGE

Toute l'énergie des exercices en Pilates commence par le centre, que son fondateur appelait le *powerhouse* – les muscles de notre abdomen, le bas du dos, les hanches et les fessiers – et circule jusqu'au bout des doigts. Ainsi, nous pouvons nous appuyer sur une structure forte et solide, utile dans nos activités quotidiennes.

5. PRÉCISION

La précision est la capacité à réaliser un exercice dans l'alignement idéal et dans un minimum d'effort. Elle représente la finalité de la concentration, du contrôle, du centrage et de la pratique.

6. FLUIDITÉ

Il n'y a pas de mouvement statique ou isolé en Pilates car notre corps ne fonctionne pas comme cela naturellement. On porte notre attention sur la grâce du mouvement et non sur sa rapidité.

7. HARMONIE

Impliquer l'ensemble du corps au même moment et dans chaque mouvement en considérant que tout est lié entre les membres, le tronc et la tête : c'est la clé d'un travail complet et coordonné de tout le corps. Cela s'acquiert au fil des entraînements. Patience !

8. INTUITION

Lugdivine ajoute ce dernier principe que je trouve essentiel : il faut être à l'écoute de son corps. Le Pilates repose sur l'alchimie du corps et de l'esprit.
Il nous enseigne à utiliser la dose d'effort nécessaire pour réaliser l'exercice correctement, pas plus, pas moins.
Si un mouvement vous fait mal et que vous sentez votre limite arriver, n'allez pas au-delà de vos capacités.

SES MOUVEMENTS DE BASE

Avant de vous lancer dans une séance, découvrez les mouvements essentiels dont vous aurez besoin tout au long du challenge. Concentrez-vous… c'est parti !

L'ENGAGEMENT DU CENTRE OU « SCOOP »

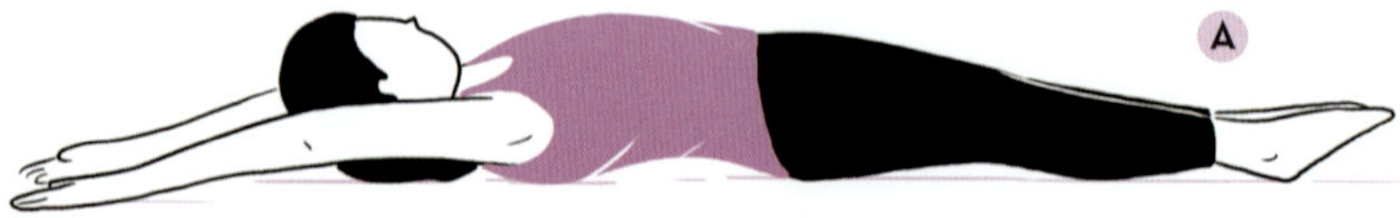

A

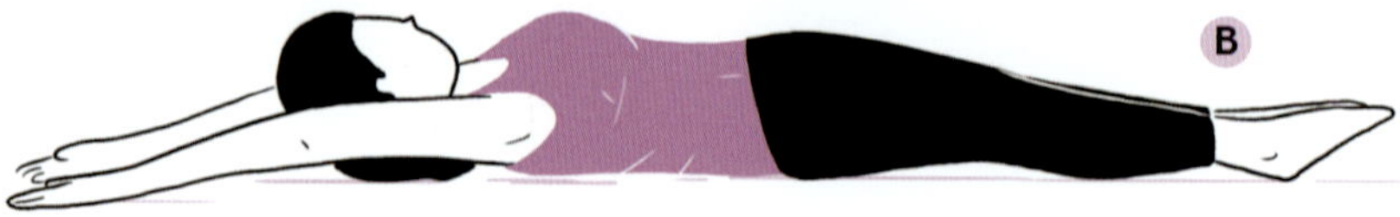

B

L'image la plus souvent utilisée en Pilates pour comprendre l'engagement de nos abdominaux est celle du « zip up », la fermeture Éclair que l'on remonte des talons jusqu'au périnée et du périnée jusqu'à la cage thoracique. Engager le centre permet d'anticiper les mouvements, de les optimiser et de garder l'alignement.

Si l'on a du mal à creuser les abdominaux, on peut s'allonger sur le dos et essayer de creuser le ventre tout en avalant la main. Ici c'est la figure B qui est juste : le nombril vers la colonne vertébrale puis qui remonte vers le haut.

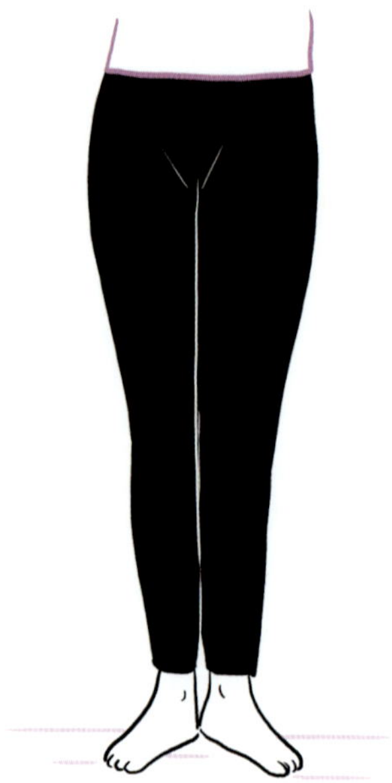

LE V PILATES

Cette position des jambes en légère rotation externe au niveau des hanches, avec les talons collés ensemble et les orteils écartés comme pour former un V, est utilisée pour engager et stabiliser le bas du corps. Les cuisses sont tournées vers l'extérieur, les genoux sont tendus.

On fait comme si on serrait une petite balle de ping-pong à l'intérieur des cuisses.

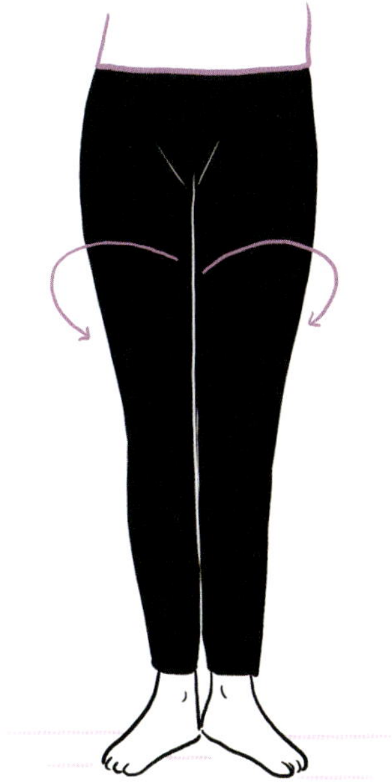

LE WRAP

C'est l'action de resserrer les adducteurs (les muscles à l'intérieur de la cuisse) et les ischions en même temps, tout en engageant le périnée. On évite de basculer le bassin en arrière, en rétroversion (le coccyx vers le nombril), et de contracter les grands fessiers.

L'astuce pour savoir si vous le maîtrisez : la lumière ne doit pas passer entre vos cuisses !

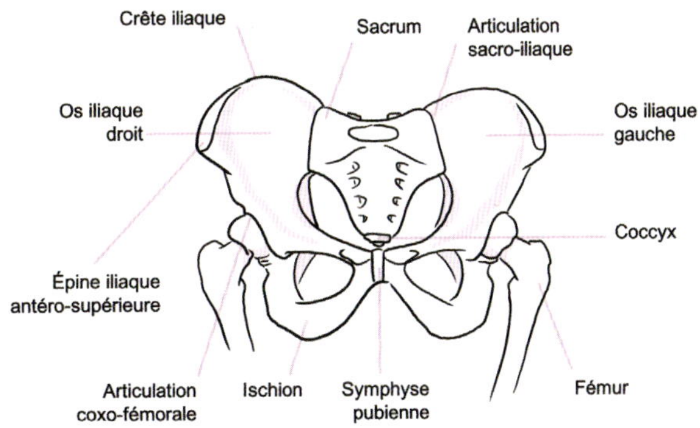

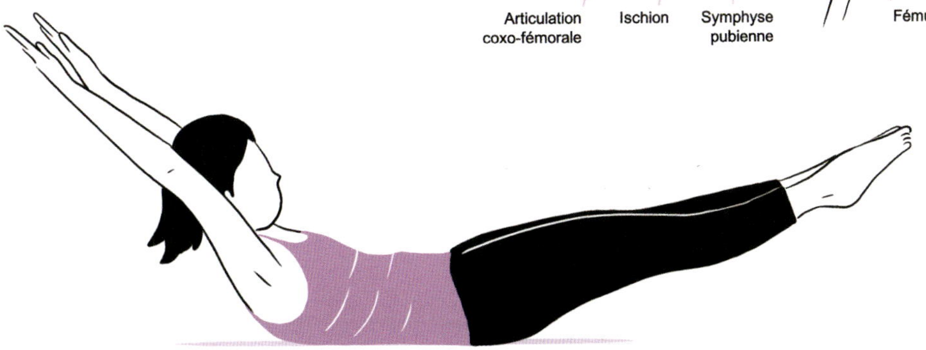

LE POWERHOUSE

Tous les exercices en Pilates s'initient à partir des muscles des abdominaux, du bas du dos, des hanches et des fessiers. Vous devez travailler constamment à partir de cette bande de muscles qui encercle votre corps juste en dessous la ligne de la ceinture au niveau du nombril, en soulevant cette région vers le haut et vers l'arrière de la colonne vertébrale. Cette action de lifter ou « scooper » votre ventre protégera le bas de votre dos.

Imaginez que cette zone a des racines profondes ancrées dans le sol comme un arbre.

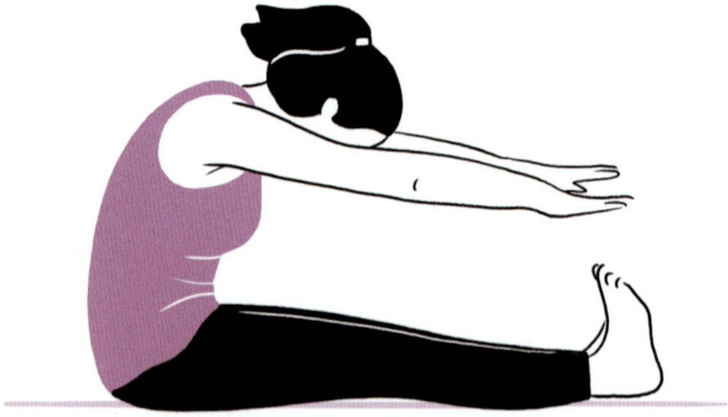

LE C-SHAPE / LA COURBE EN C

Pour cette position, une flexion avant de la colonne sans s'avachir, il faut porter son attention aux deux extrémités de la colonne vertébrale, le sommet du crâne et le coccyx, et penser à les éloigner en creusant le ventre et en arrondissant le dos vers le plafond.

Cette position fait référence à un C majuscule lorsqu'on regarde de profil.

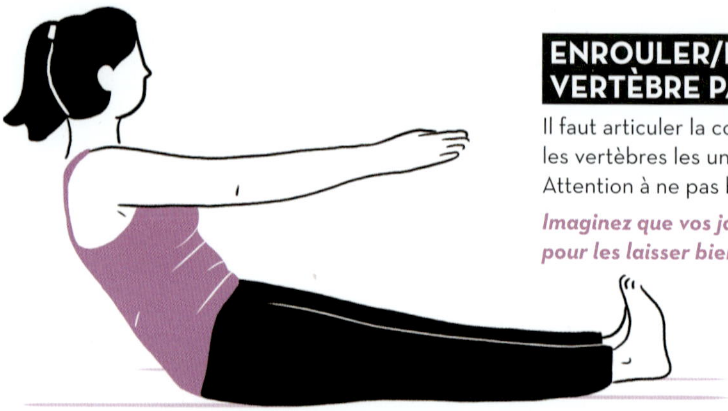

ENROULER/DÉROULER LA COLONNE VERTÈBRE PAR VERTÈBRE

Il faut articuler la colonne vertébrale, donc mobiliser les vertèbres les unes après les autres et non par blocs. Attention à ne pas bloquer vos genoux.

Imaginez que vos jambes sont comme sanglées au sol pour les laisser bien immobiles.

L'AUTOGRANDISSEMENT OU « TWO WAY STRETCH »

Il faut penser à redresser le haut du dos et à tire le sommet du crâne vers le plafond, le poids du corps sur les extrémités des ischions pour éviter un affaissement de la colonne vertébrale. position assise, ce sont eux qui supportent le poids du corps.

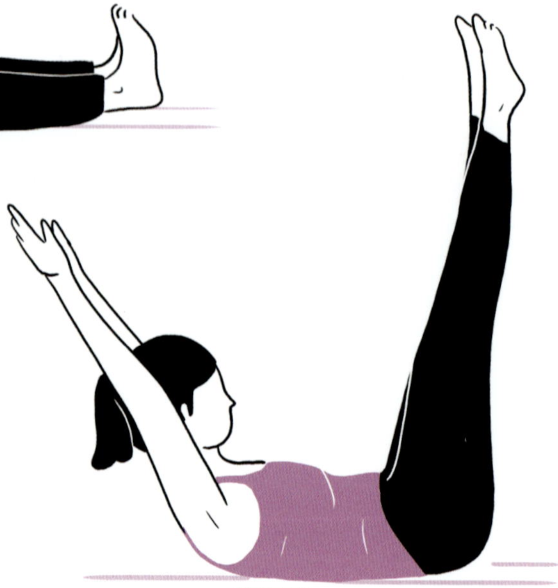

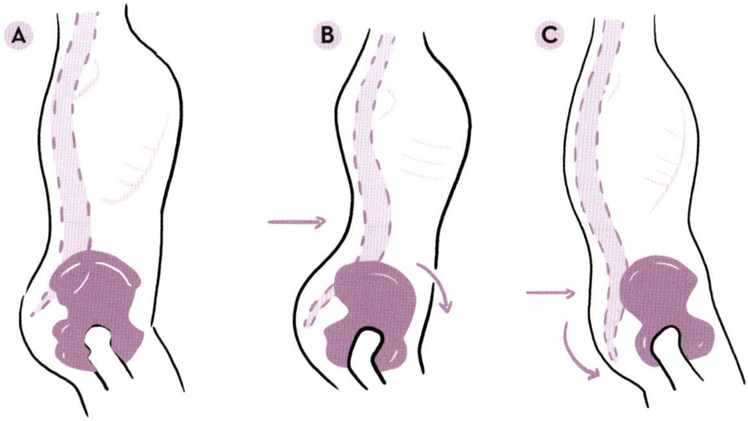

LE BASSIN NEUTRE

Pour trouver cette position neutre du bassin **A**, où les tensions sont relâchées et la position est optimale pour les articulations, on peut basculer le bassin en arrière, en rétroversion **B**, puis en avant en antéversion **C** plusieurs fois avant de trouver la position intermédiaire, du neutre.

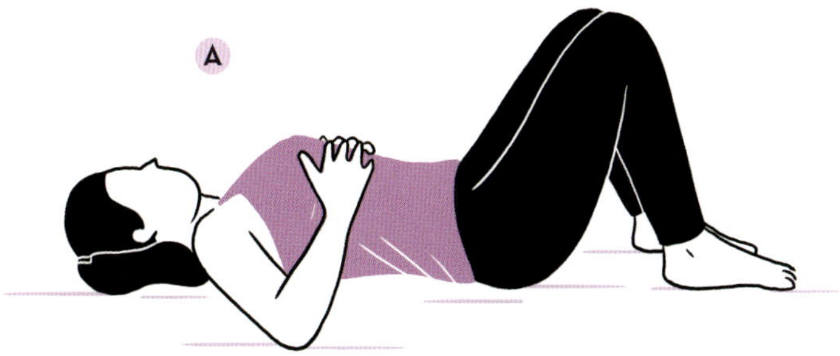

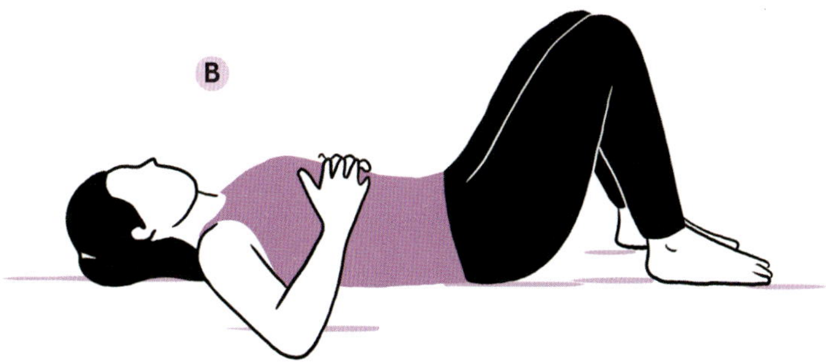

LA RESPIRATION

L'inspiration se fait par le nez, sans la forcer, en remplissant d'air sa cage thoracique comme un ballon. **A** On peut placer ses mains sur les côtes, sous la poitrine et ressentir l'expansion de la cage thoracique à chaque inspiration, avec les côtes qui se soulèvent et qui s'abaissent. **B** Le ventre ne se gonfle pas contrairement au yoga, car le centre reste engagé. Il n'y a pas besoin de faire du bruit, juste imaginer qu'on fait de la buée devant un miroir. Le plus important est de ne pas bloquer son souffle pendant les exercices !

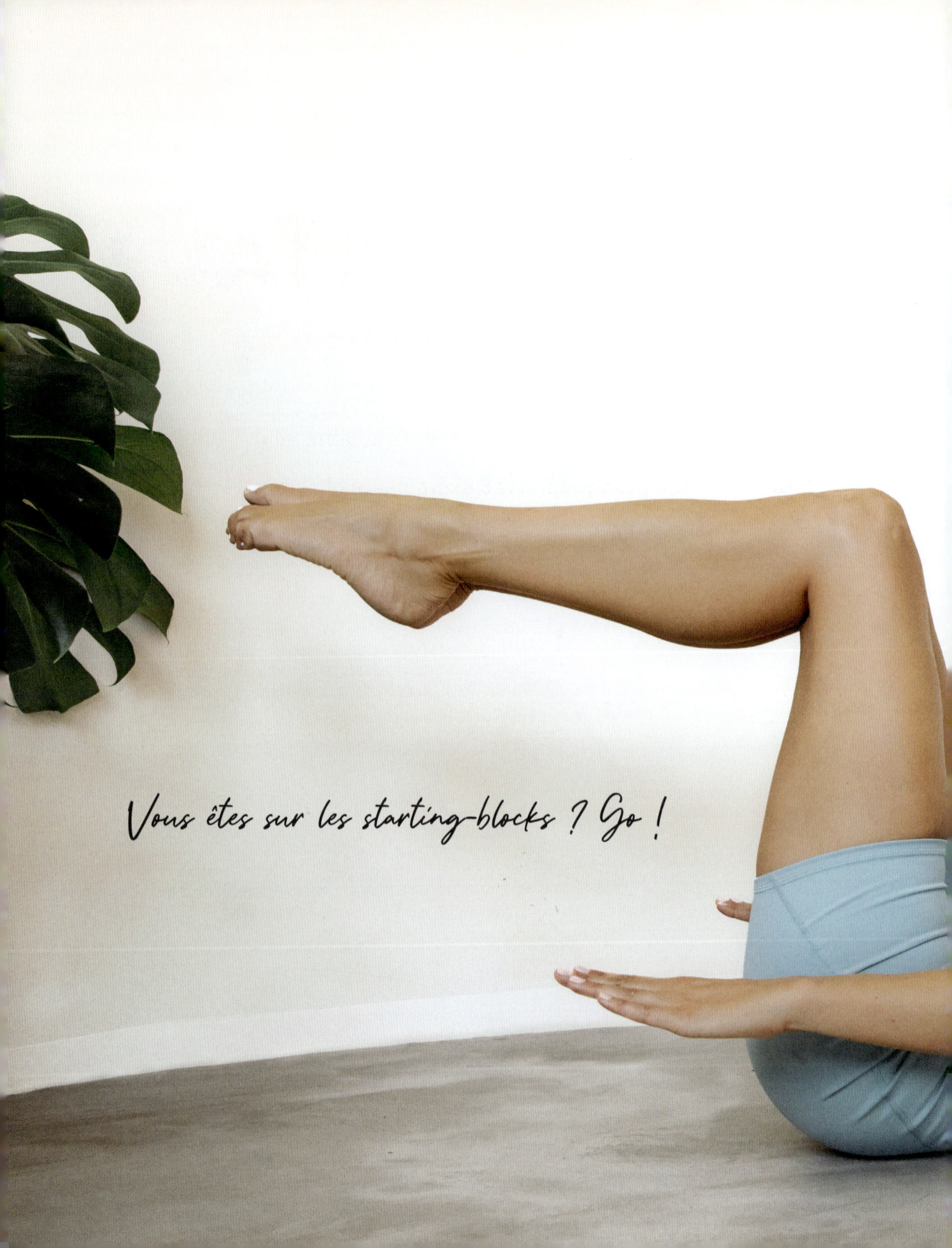
Vous êtes sur les starting-blocks ? Go !

LES FONDAMENTAUX

L'objectif : introduire des mouvements basiques et trouver « votre centre abdominal ».

En pratiquant ces 8 exercices le plus souvent possible, vous ressentirez plus de force et de soutien au niveau de votre sangle abdominale.

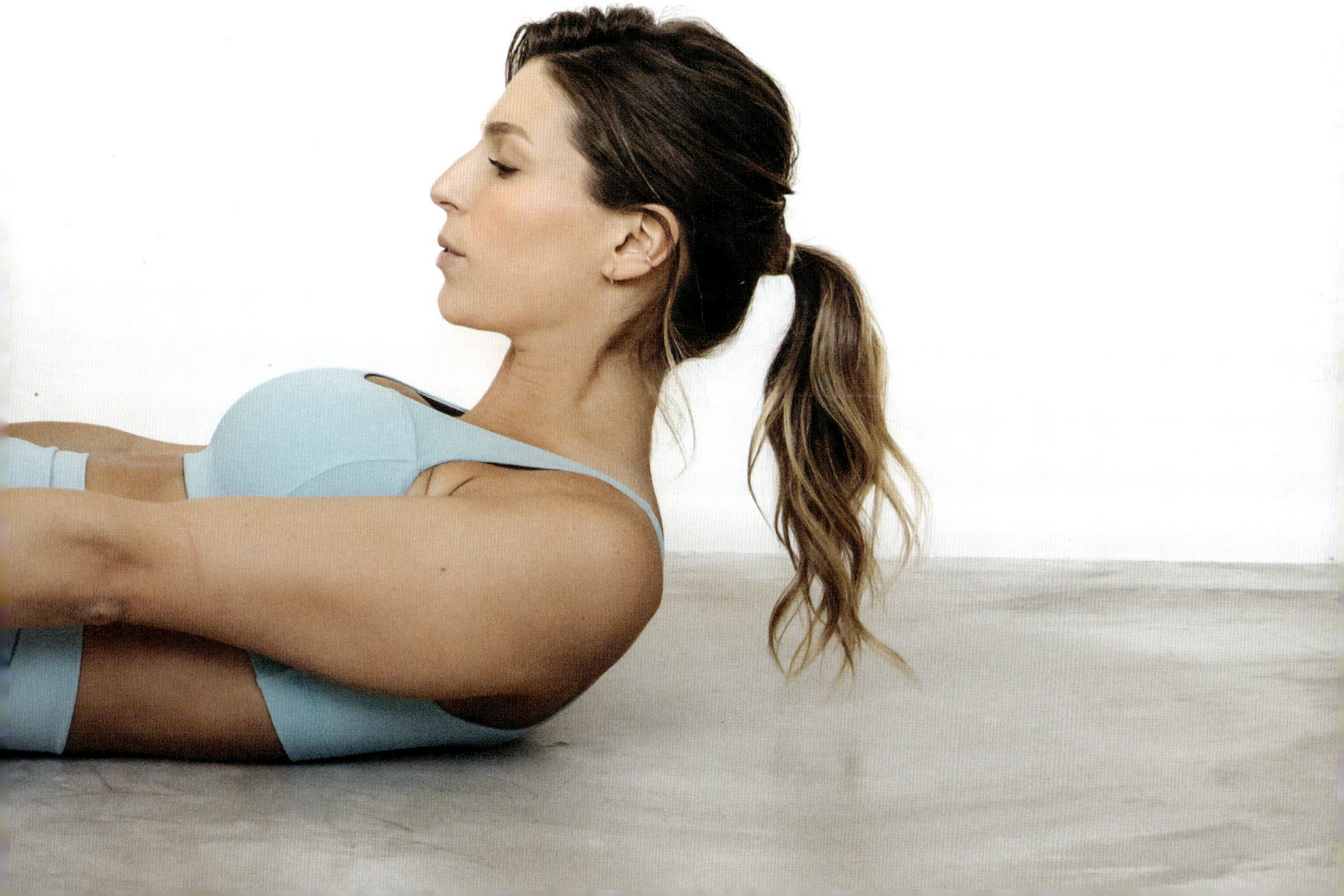

« Découvrez les muscles de votre ***powerhouse*** avec ***ces exercices qui serviront de référence*** pour passer d'une étape à l'autre du programme ***et vérifiez votre progression*** tout au long du challenge. »

RESPIRER FAÇON PILATES

Engager les abdos

▶ Allongée sur le dos, lombaires plaquées au sol. Inspirez par le nez. Déposez vos mains sous votre poitrine et sentez la cage thoracique se soulever sous vos mains. (A) Votre colonne s'allonge.

▶ Expirez par la bouche en engageant le périnée et les abdos. Le bas du ventre remonte vers le nombril. (B) Les basses côtes se dirigent vers le pubis.

La respiration uniquement par le nez peut se faire en niveau plus avancé.

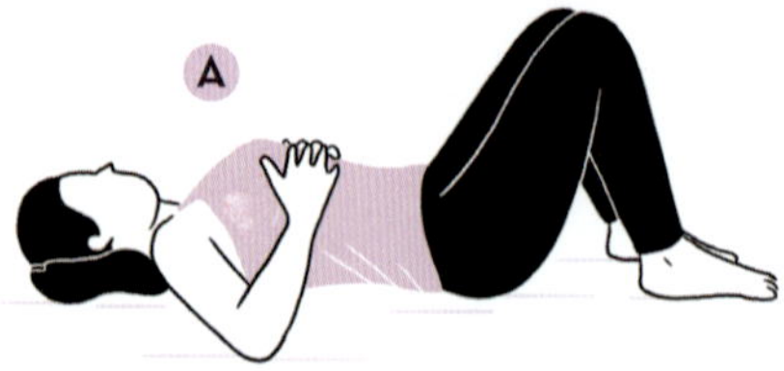

Répétez 5X

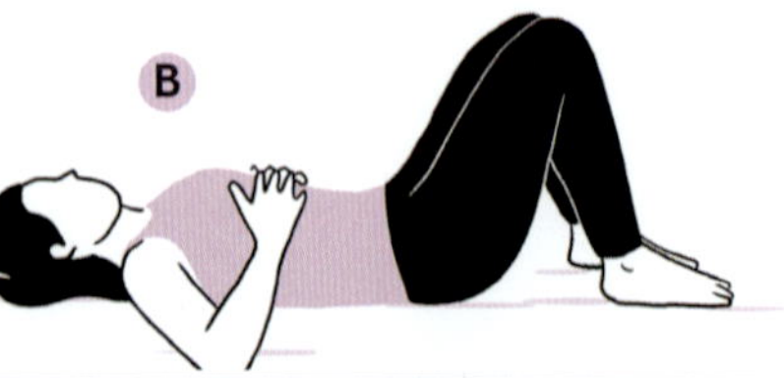

HUNDRED

Échauffer le corps et préparer les exos à suivre

▶ Allongée sur le dos, lombaires plaquées au sol. Inspirez, enroulez la tête et les épaules au-dessus du tapis. Creusez le ventre. Éloignez les épaules des oreilles. (A)

▶ Frappez les bras comme à la surface de l'eau. Inspirez sur 5 comptes. Expirez sur 5 comptes.

▶ Allongez les jambes vers le plafond pour corser l'exo. Posez votre cou en cas de douleur. (B)

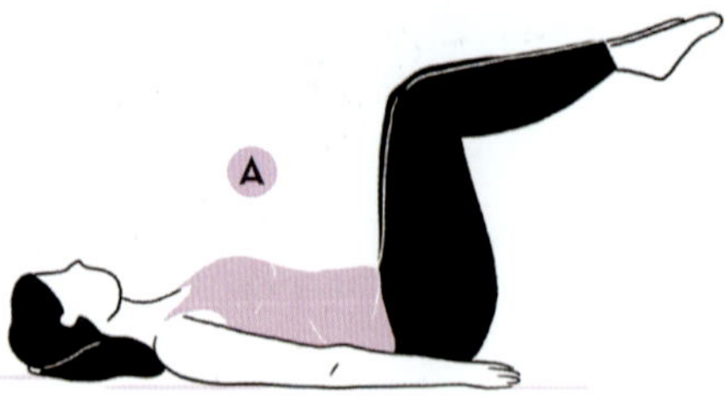

« ***Pensez toujours à bien respirer*** pendant l'effort! »

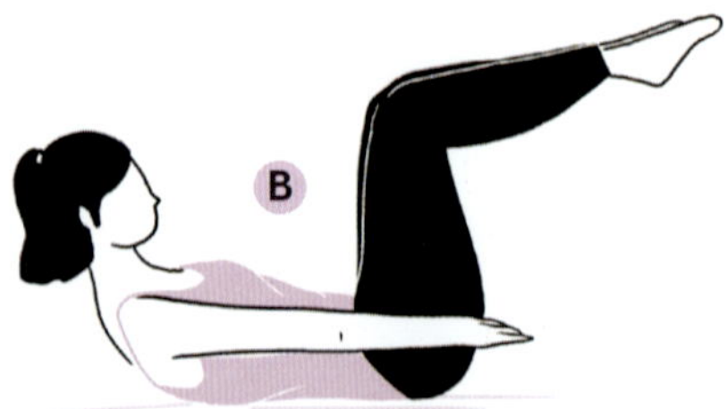

Répétez 5X

ROLL UP (jambes pliées)

Étirer la colonne et renforcer les abdos

▶ Allongée sur le dos, lombaires plaquées au sol. Inspirez, enroulez la tête et les épaules. Expirez, remontez au dessus de vos jambes. Imaginez passer au-dessus d'un gros ballon. Tendez les jambes. (A) Visualisez un C majuscule de profil.

▶ Redescendez sur le dos une vertèbre après l'autre en repliant les jambes. (B)

Si vous peinez : mettez vos mains sous vos cuisses pour vous aider à remonter ou placez un petit coussin sous les lombaires.

Répétez 5X

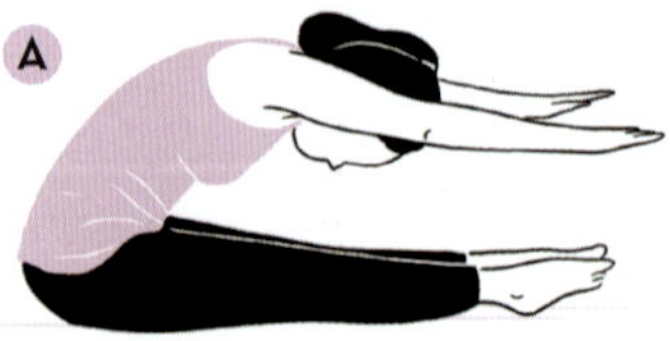

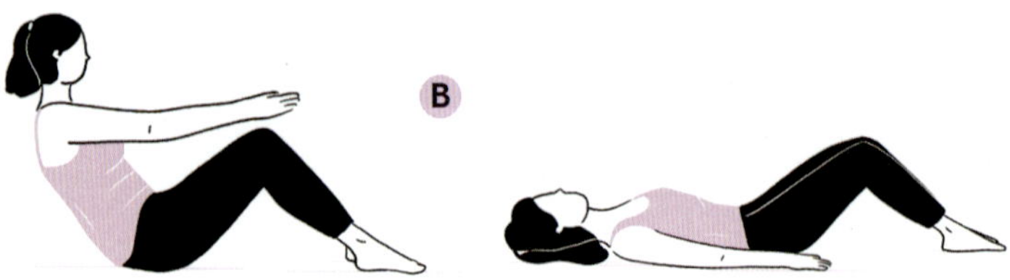

SINGLE LEG CIRCLE

Renforcer les abdos, étirer les jambes et favoriser la stabilité du bassin dans le sol

▶ Allongée sur le dos, lombaires plaquées au sol. Jambe droite au plafond, jambe gauche pliée. Bassin ancré dans le sol, bras tendus le long du corps.

▶ Inspirez, dessinez un cercle vers la gauche avec votre pied, vers le sol. Expirez, remontez la jambe rapidement en position de départ. Répétez 5 fois et changez de sens.

▶ Recommencez avec la jambe gauche, 5 cercles vers la droite. 5 cercles vers la gauche.

▶ Augmentez la taille des cercles au fur et à mesure des progrès. Pour plus de stabilité, pressez les bras au sol.

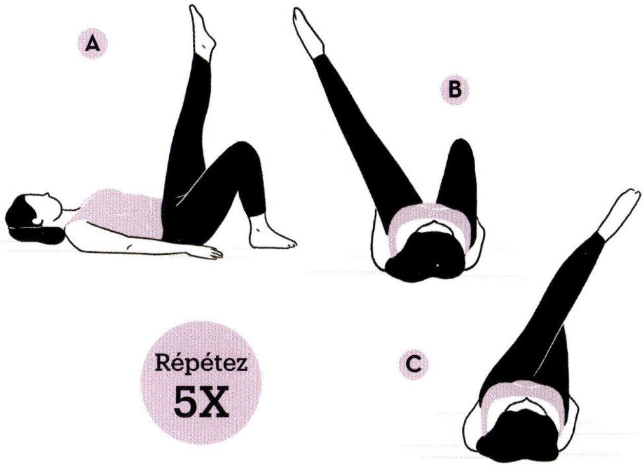

ROLLING LIKE A BALL

Améliorer l'équilibre et masser la colonne

▶ Dos arrondi, le nombril rentré et haut, les bras autour des tibias, le regard vers l'intérieur des cuisses. (A)

▶ Inspirez, basculez jusqu'en haut des omoplates (B) puis expirez, remontez en position initiale, sans toucher le sol. Vous êtes comme à l'intérieur d'un ballon !

La clé de cet exercice est l'élan : plus on roule doucement en arrière, plus il sera difficile de remonter dans la position de départ. À éviter si vous avez des problèmes aux lombaires.

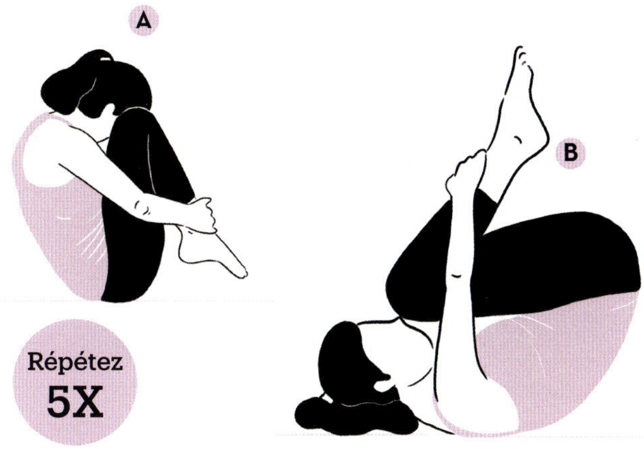

SINGLE LEG STRETCH

Renforcer les abdos, étirer les jambes

▶ Allongée sur le dos, jambe droite repliée sur la poitrine, jambe gauche tendue vers le plafond (A) (ou un angle permettant de ne pas creuser le bas du dos). La main droite posée sur la cheville droite, la main gauche sur le genou droit. Les coudes écartés. Le regard vers le mur devant vous. Le ventre est scoopé, c'est-à-dire comme si l'on enfonçait une cuillère de boule de glace dedans et que le nombril touchait la colonne vertébrale.

▶ Inspirez, expirez pour changer de jambes : la jambe gauche se plie, la jambe droite tendue. (B) Changez de jambes 5 fois de chaque côté.

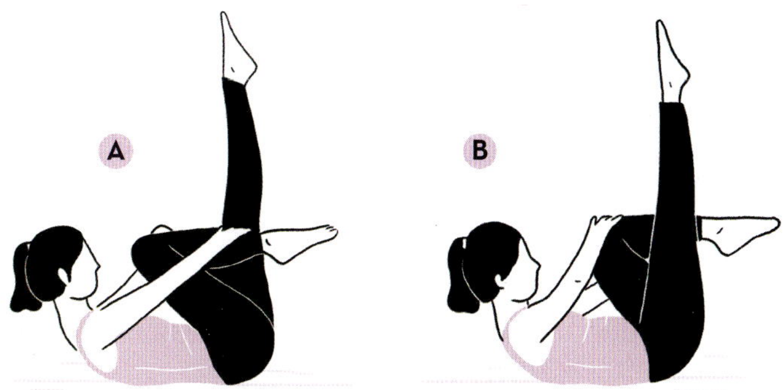

« Regardez droit devant vous pour garder l'équilibre.»

DOUBLE LEG STRETCH

Travailler le powerhouse et l'étirement dans les deux sens

▶ Tête et épaules soulevées, mains sur les chevilles, regard à l'intérieur des cuisses. (A)

▶ Inspirez, étirez les bras au-dessus de la tête dans un mouvement dynamique. Allongez les jambes en même temps vers le plafond. Dos en contact avec le tapis. (B) Expirez, ramenez les genoux vers les oreilles. Cerclez les bras sur les côtés. Revenez dans la position de départ.

Serrez l'intérieur des cuisses ensemble quand vous tendez les jambes pour soutenir le bas du dos. Reposez la tête au sol si vos cervicales vous font mal.

A

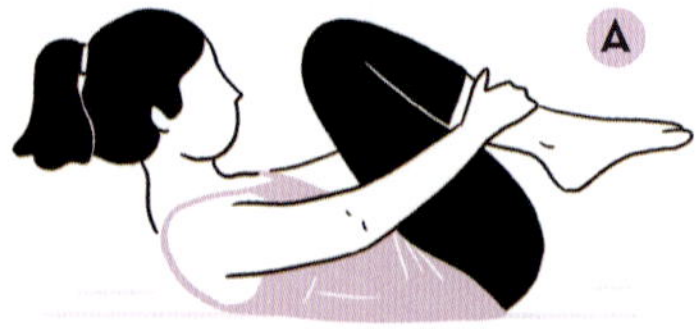

Répétez 5X

B

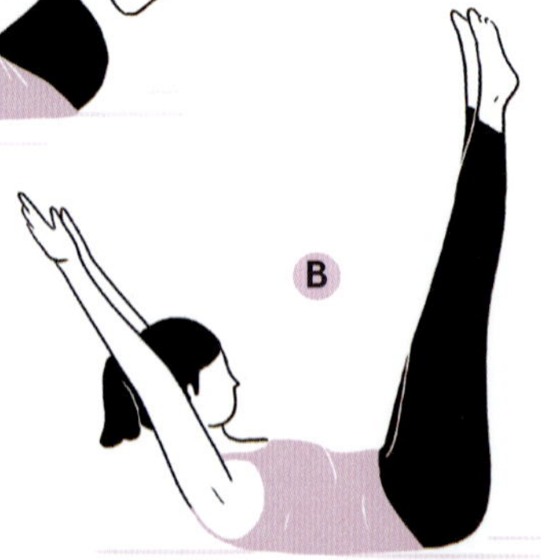

SPINE STRETCH FORWARD

Étirer et articuler la colonne vertébrale

▶ Assis, jambes tendues, écartées à la largeur du tapis, les bras tendus devant vous parallèles au sol. (A) Si votre dos n'est pas droit, placez un support sous les fesses ou pliez les genoux.

▶ Inspirez, étirez la colonne vers le plafond. Enroulez-vous au-dessus d'un gros ballon. Scoopez les abdominaux. (B) Visualisez la lettre C majuscule de profil.

▶ Expirez pour étirer la colonne vers l'avant. Inspirez, revenez une vertèbre après l'autre le dos à la verticale. Gardez les épaules basses.

« ***Vous êtes raide?*** Pas d'inquiétude, ça va s'assouplir! »

Répétez 5X

A

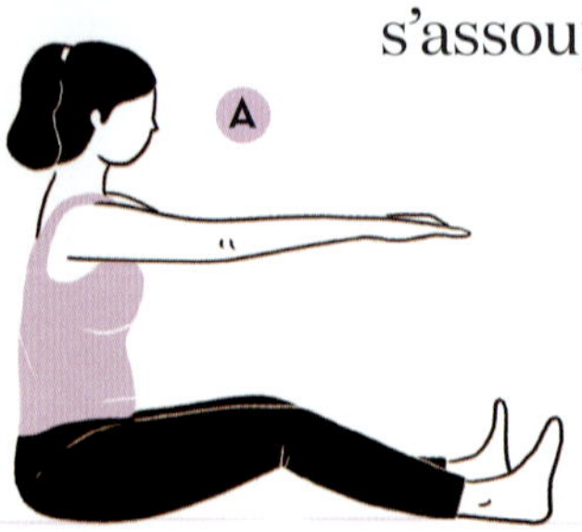

B

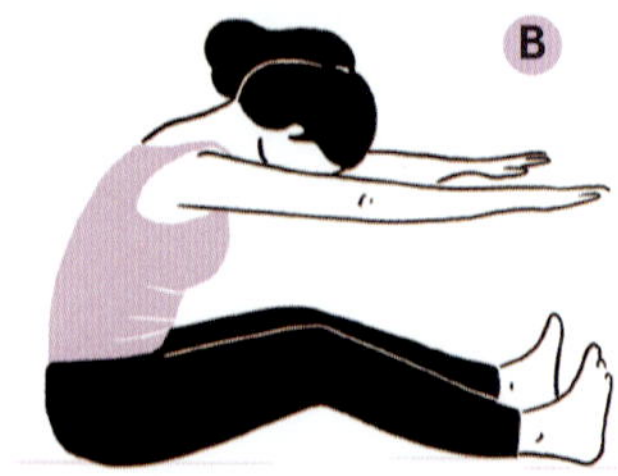

PLANCHE STATIQUE

Renforcer le centre abdominal et les épaules

▶ Partez à quatre pattes, mains sous les épaules, les abdominaux creusés, la colonne parallèle au sol. Les orteils sont retroussés. (A)

▶ Tendez une jambe, puis l'autre sans soulever le bassin. Gardez l'alignement de la tête avec le reste de la colonne. Repoussez le sol sous vous. (B)

▶ Maintenez la position 30s.

Augmentez la durée au fur et à mesure de votre progression.

A

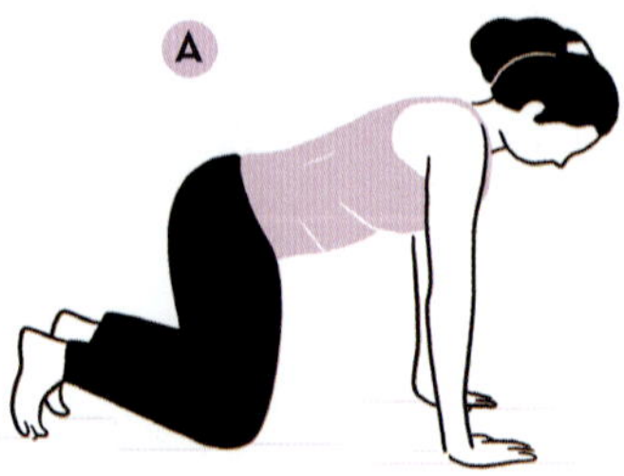

« ***Enfoncez bien vos mains au sol*** pour plus de stabilité! »

B

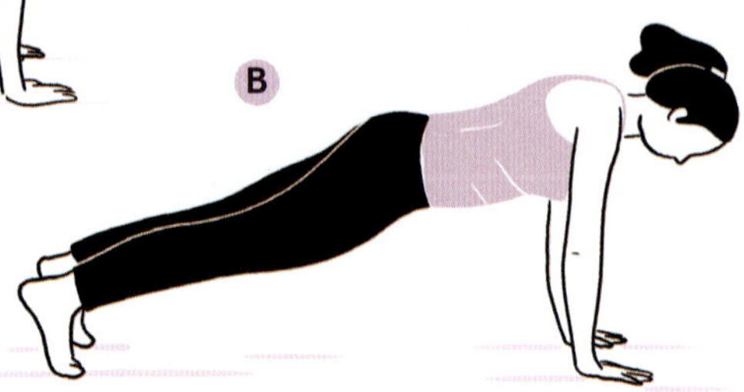

LE PROGRAMME QUI VOUS ATTEND !

Vos routines de Pilates sont construites sur 4 grandes étapes:

Étape 1: **trouvez votre powerhouse** – des abdominaux, de la stabilité dans les mouvements et du contrôle.

Étape 2: **travaillez votre deuxième powerhouse** – la ceinture scapulaire et le haut du dos. Vous construisez votre pratique.

Étape 3: **continuez en rajoutant du travail d'équilibre** en position debout et plus d'étirements. Vous rentrez dans un flow !

Étape 4: **déroulez une séance complète de Pilates** – contrôle, précision, fluidité, harmonie avec une dose de cardio pour avoir un workout complet. ÉNERGIE est le maître mot de cette étape.

Une étape se compose de deux sessions de 15-20 min à faire dans la semaine, et d'une session plus longue de 30 min, idéale le week-end.

Il s'agit là du minimum recommandé pour progresser et ressentir les effets sur le corps et l'esprit !

Revenez toujours aux fondamentaux (pp. 16 à 19) pour évaluer votre progression et votre capacité à passer à l'étape suivante.

Pour les matins ou les soirs où le temps vous est compté : une quick routine #AuTop est prévue également ! À faire sans modération ! Vous êtes prête ?

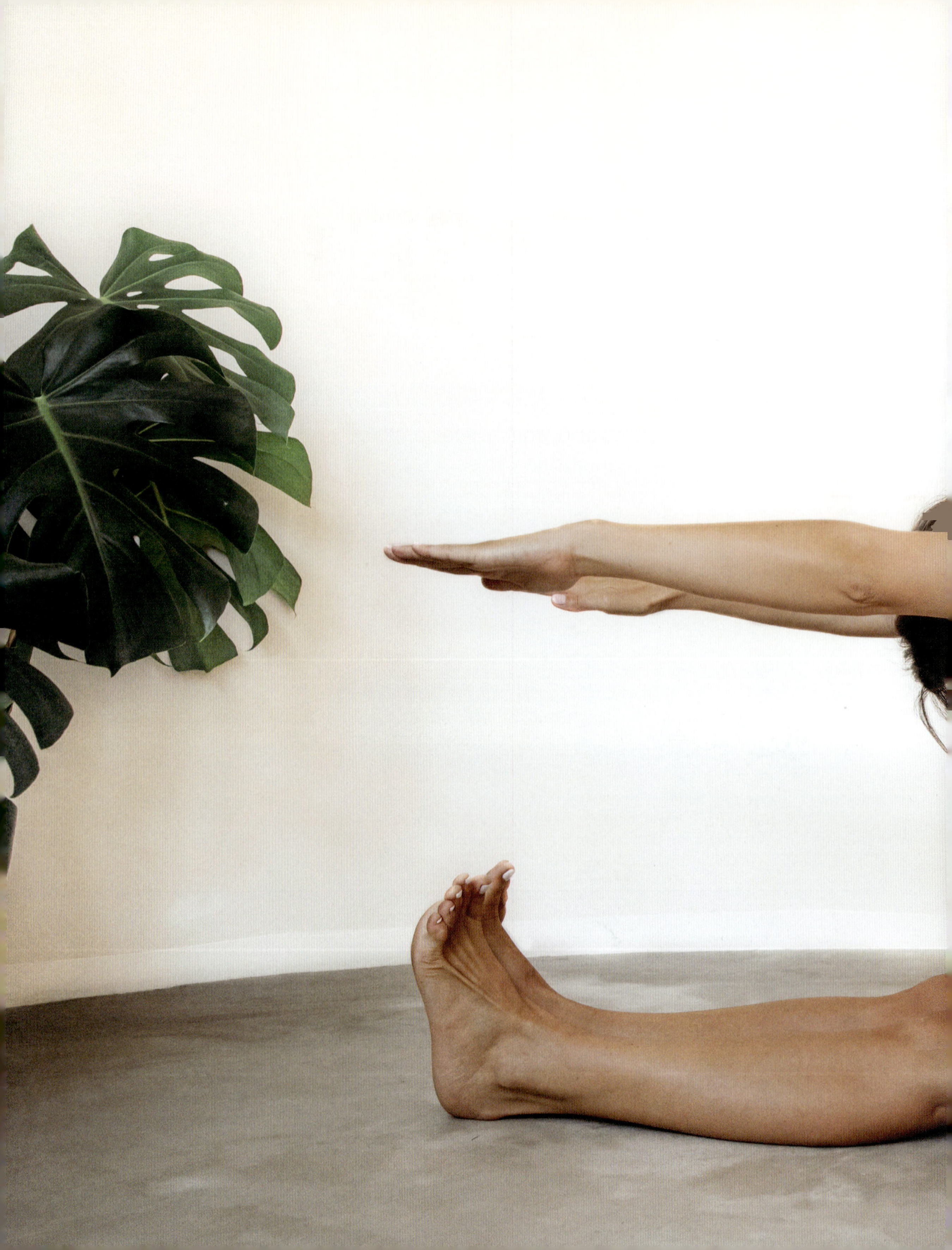

ÉTAPE 1

L'objectif : partez à la recherche de vos muscles abdominaux les plus profonds.

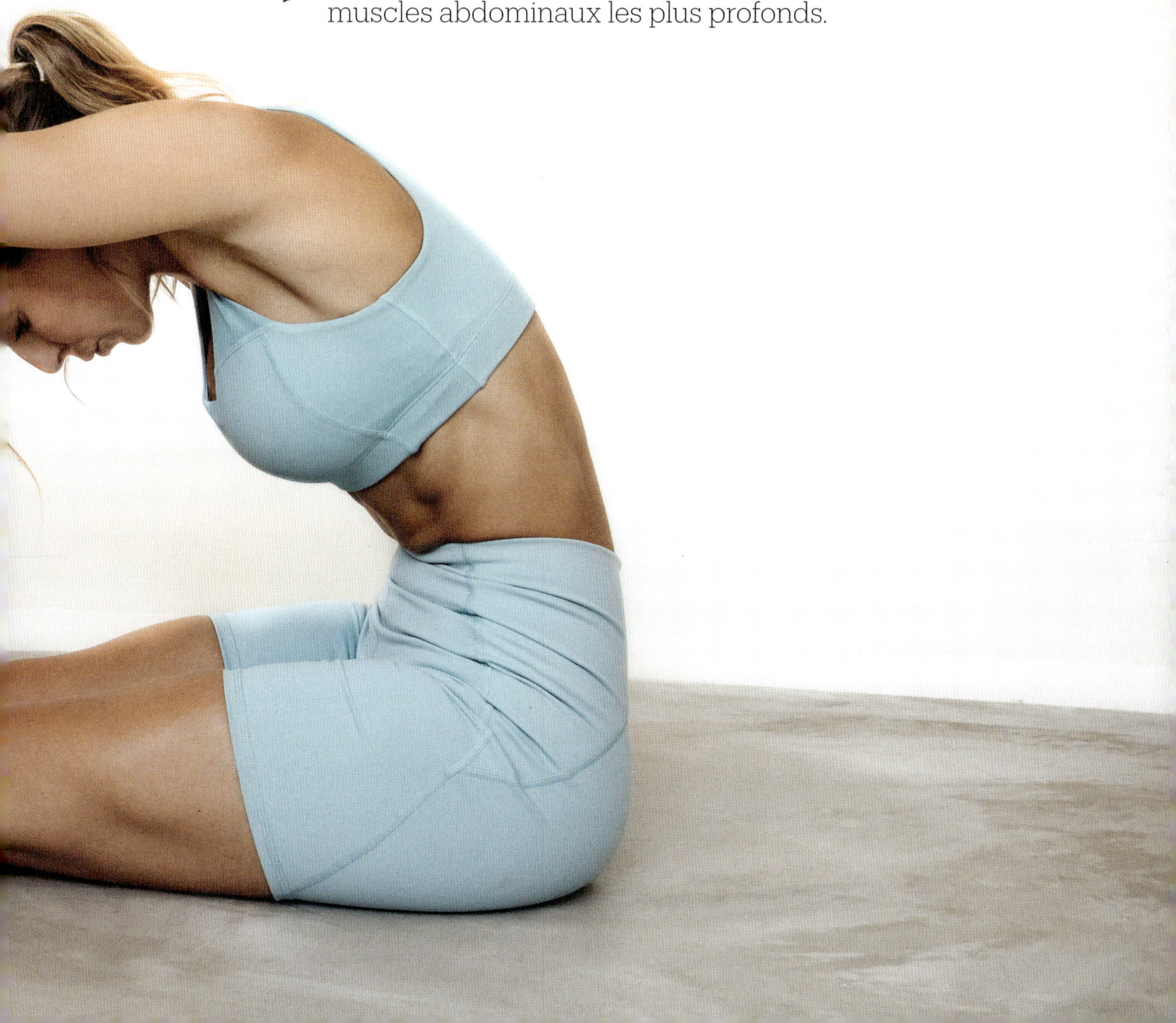

SÉANCE 1 : 15 MIN

Découvrez vos abdos les plus cachés!

1. CHEST LIFT

#RESSENSTONCORPS

Répétez 5X

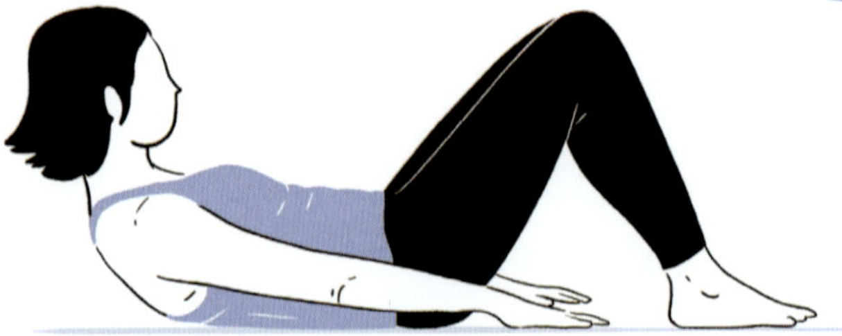

▶ Allongez-vous sur le sol, les jambes repliées et les pieds joints. Inspirez puis enfoncez les bras dans le tapis. Remontez la tête et les épaules.

▶ Glissez les mains vers les talons en les enfonçant. Appliquez le scoop (voir p. 10). Les bras sont longs et les épaules basses.

▶ Expirez tout en reposant le dos et en freinant.

2. HUNDRED

#CIRCULATIONBOOSTEE

▶ Allongez-vous, les jambes tendues au sol. Imaginez-vous en train de zipper une fermeture Éclair des talons jusqu'à l'intérieur de vos cuisses. Les bras sont au-dessus du regard : inspirez, puis abaissez les bras jusqu'au dessus de jambes, soulevez la tête et les épaules.

▶ Frappez les bras de façon dynamique comme si vous étiez au-dessus de la surface de l'eau.

▶ Inspirez en comptant jusqu'à 5 par le nez et expirez en comptant jusqu'à 5 par la bouche. Imaginez-vous enfoncer les jambes dans le tapis.

▶ Soulevez votre estomac (mouvement « in & up »).

▶ **Répétez 10 fois les 10 inspire/expire.**

Répétez 10X

« ***Gardez un mental d'acier*** pour tenir le temps demandé! »

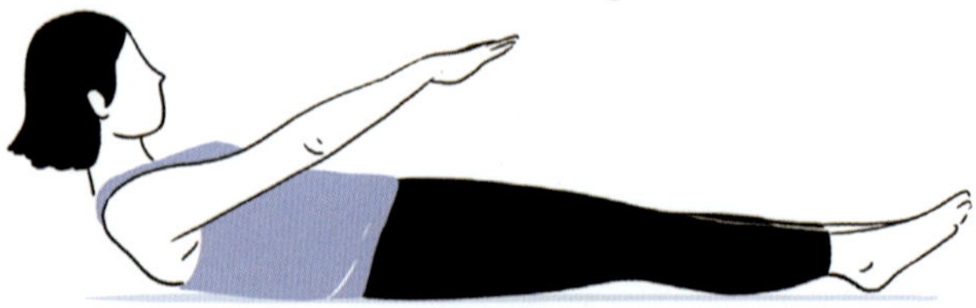

« ***Visualisez les cercles*** que vous dessinez au plafond pour rester focus! »

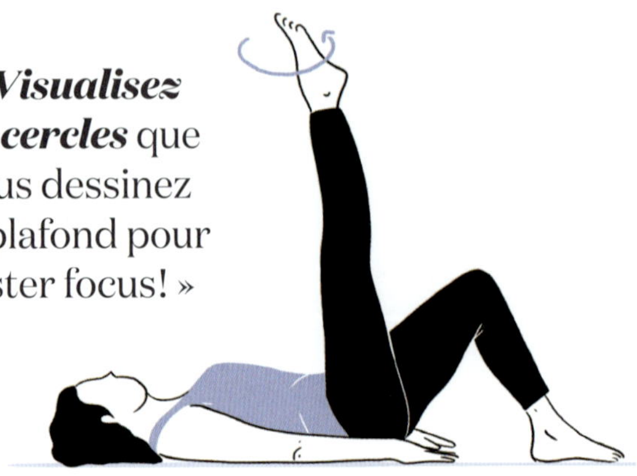

3. SINGLE LEG CIRCLE

#JAMBECRAYON

▶ Allongez-vous, jambe droite tendue vers le plafond, jambe gauche pliée. Votre bassin bien ancré au sol.

▶ Ramenez la jambe droite vers le nez sans soulever le bassin à l'expiration. Imaginez que votre jambe est un crayon et dessinez un cercle avec au plafond. Faites ces ronds lentement 5 fois dans un sens, 5 fois dans l'autre en aspirant le ventre (mais en continuant à bien respirer !).

▶ Faites de même avec l'autre jambe.

4. SCOOPING BACK

#BOSSETESABDOS

Répétez
5X

▶ Démarrez assise les jambes serrées et repliées, le dos droit et la taille haute. Vos pieds sont ancrés et vos coudes tournés sur les côtés, les mains derrière les genoux, votre regard au-dessus de la ligne horizontale. Appliquez le scoop* (voir pag 10). A

▶ Inspirez, puis déroulez votre dos jusqu'à ce que les bras soient tendus (ne descendez pas jusqu'au sol).

▶ Expirez puis imaginez passer par-dessus un gros ballon, dos rond et revenez le dos à la verticale. B

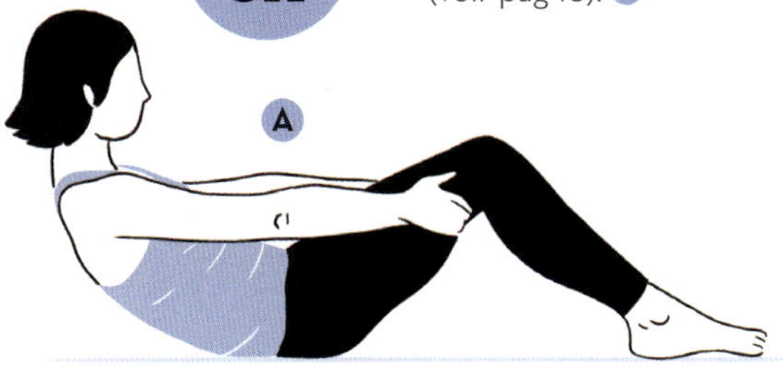

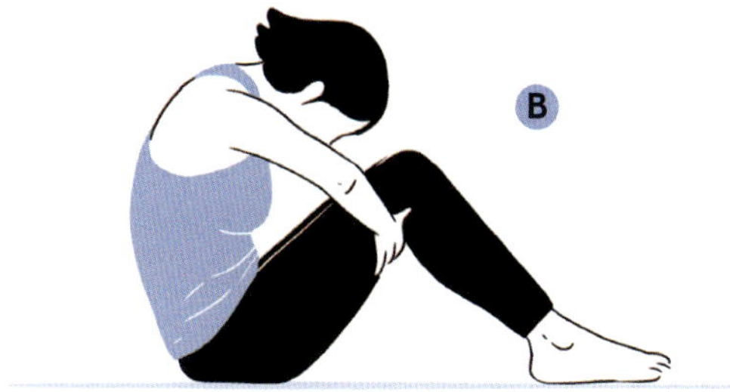

5. SINGLE LEG STRETCH

#6PACKS

Premier exercice de la série abdominale des « Five »

▶ Allongée, jambes repliées sur la poitrine, tête et épaules soulevées. A Tendez la jambe gauche à 45 °, jambe droite repliée. Placez la main droite sur la cheville droite, main gauche sur le genou droit. B

▶ Inspirez, passez en tablettes, jambes pliées formant un angle droit. Objectif : 6 packs !

▶ Expirez, changez de jambe.

▶ Repassez en tablettes à l'inspiration.

▶ Répétez 5 fois l'exercice sur chaque jambe.

Appliquez le scoop pour ne pas creuser le dos. Posez la tête au sol si douleurs aux cervicales.

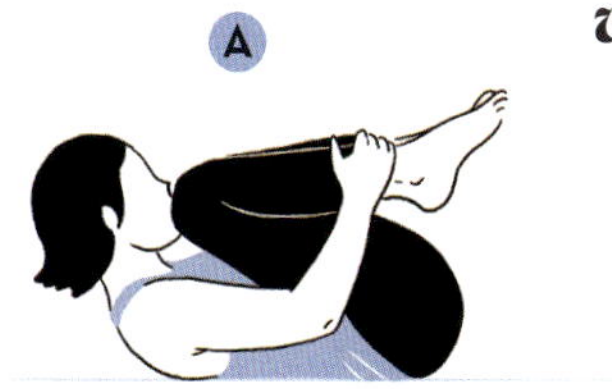

« ***Pensez au beau ventre musclé*** que vous allez avoir. »

Répétez
5X

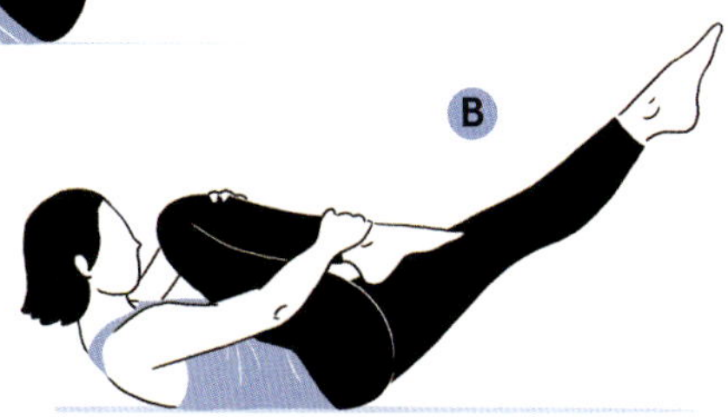

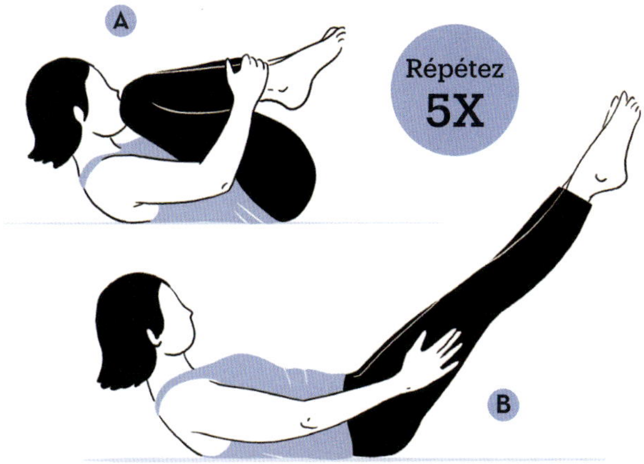

Répétez
5X

6. DOUBLE LEG STRETCH

#ETIRETONBODY

Deuxième exercice de la série abdominale des « Five »

▶ Partez en position groupée, estomac rentré et jambes serrées, le nez entre les genoux. A

▶ Inspirez, allongez les jambes devant vous. Ne creusez pas le bas du dos. Serrez les bras contre les cuisses. B

▶ Expirez, ramenez les jambes vers vous, les pieds vers le front. Attrapez vos chevilles. Pressez les jambes contre vous pour vider tout l'air.

Reposez la tête au sol si vos cervicales vous font mal.

7. SPINE STRETCH FORWARD

#PAYETONC

▶ Démarrez assise, les mains sur les genoux. Inspirez et grandissez-vous.

▶ Sur l'expiration, faites glisser les bras sur les jambes en soulevant la taille en arrière. De profil, vous dessinez la lettre C en majuscule. On prépare l'exercice suivant !

▶ Prenez le temps de ressentir l'ouverture du bas du dos.

Si la position de départ est trop difficile : placez un support sous les fesses ou pliez vos genoux.

Répétez 5X

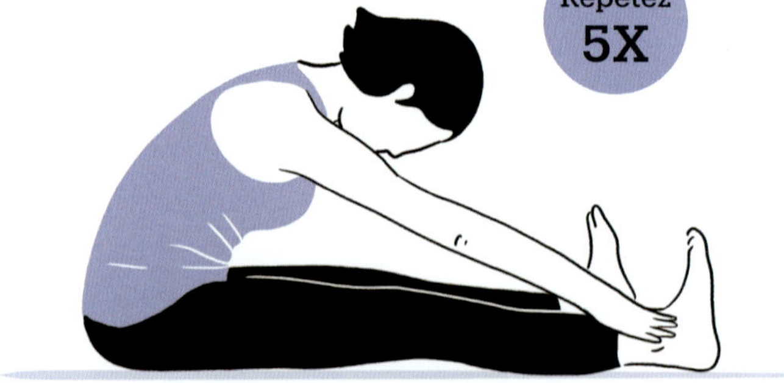

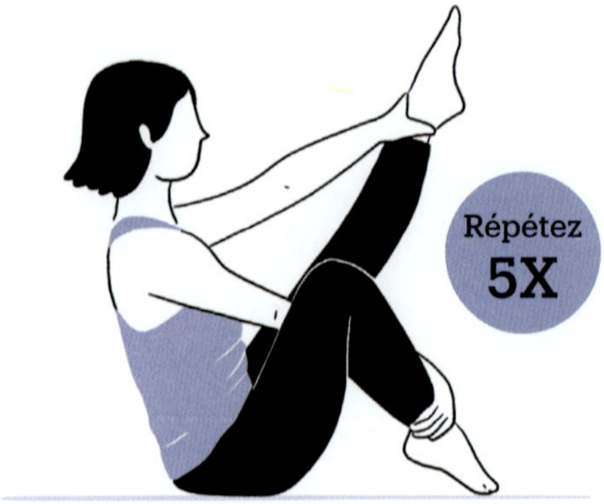

Répétez 5X

8. OPEN LEG ROCKER (préparation)

#JAMBEALAMAIN

▶ Assise, talons collés, genoux écartés largeur des épaules. Appliquez le scoop. Attrapez vos chevilles (ou l'arrière des cuisses si trop difficile).

▶ Inspirez, tendez une jambe sur le côté sans basculer en arrière. Expirez et repliez cette jambe. Recommencez avec l'autre jambe.

▶ **Alternez 5X de chaque côté.**

Ne vous affaissez pas : gardez la taille haute !

9. SIDE BEND

#TORSIONSYMPAS

▶ Assise, les mains derrière la tête et les jambes écartées à la largeur du bassin, gardez vos coudes dans votre champ de vision.

▶ Inspirez tout en tournant vers la gauche et en soulevant la cage thoracique. Expirez tout en plongeant vers le genou gauche. (A)

▶ Étirez le coude droit vers le ciel. Inspirez et remontez. (B)

▶ Recommencez de l'autre côté.

▶ **Répétez 5X de chaque côté**

Gardez les fesses bien au sol pour ressentir le stretch (l'étirement) lors de chaque twist (torsion).

A

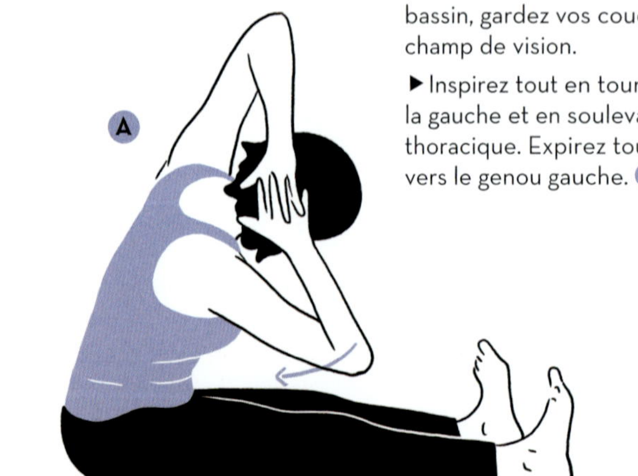

Répétez 5X

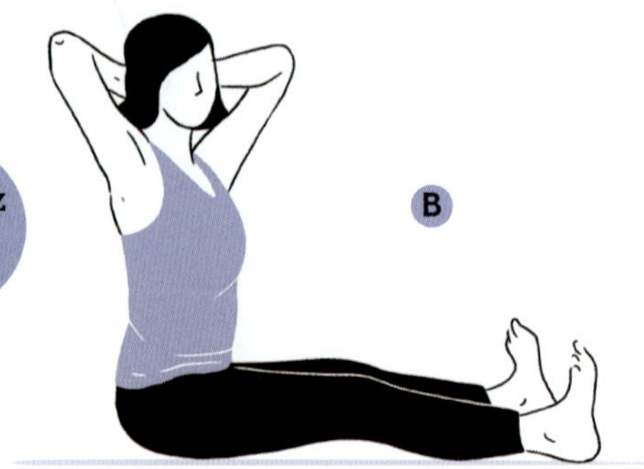

B

10. BOOTY WRAP

#1M80

Répétez 2X

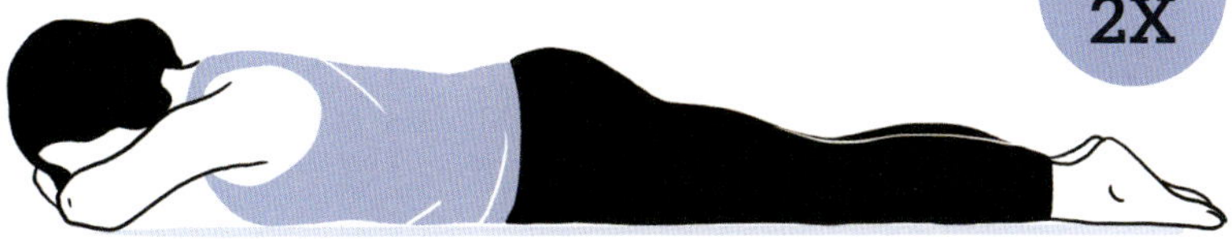

▶ Allongée sur le ventre, inspirez tout en soulevant les abdos du sol, pas les « boobs » (mouvement « in & up »), en comptant jusqu'à 5.

▶ Pressez les talons ensemble en comptant encore jusqu'à 5. Sentez le wrap (p. 11) des muscles des jambes s'enrouler autour des os.

Imaginez une couche soutenant vos fessiers !

▶ Expirez, relâchez tout.

▶ Faites l'inverse : commencez par serrer les talons sur 5 secondes, puis soulevez les abdos 5 secondes.

▶ Les jambes s'étirent vers l'arrière et la tête loin devant comme si vous vouliez vous agrandir. Si vous le faites bien, le 1,80 m n'est pas loin !

▶ **Répétez 2X chaque exercice.**

11. SIDE

#ETIREAUMAX

Répétez 3X

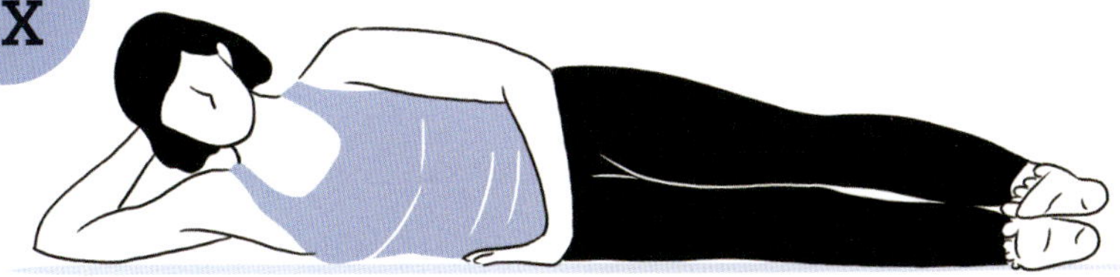

▶ Allongez-vous sur le côté de votre corps, sur le bord arrière du tapis, les pieds flex, l'autre posée devant le sternum qui repousse le sol. Vos jambes sont tendues et se dirigent vers le bord avant du tapis. Vous avez une main derrière la tête à plat (parce qu'on n'est pas à la playa...), l'autre posée au niveau du sternum qui repousse le sol.

▶ Inspirez tout en soulevant la taille du tapis sur 5s. en poussant les talons vers l'avant.

▶ Étirez-vous dans les deux sens, comme si vous étiez écartelée ! C'est le Two way stretch.

▶ Allongez la nuque. Soulevez l'estomac. Expirez, relâchez.

▶ **Répétez 3X de chaque côté.**

« ***Imaginez*** que vous voulez vous grandir au maximum ! »

12. ROLL UP GENOUX PLIÉS

#ONSEDECRASSE

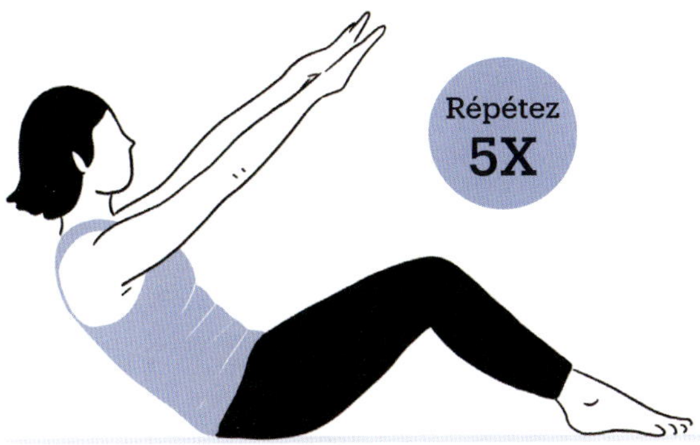

Répétez 5X

▶ Vous êtes assise jambes pliées et serrées. Bras tendus, parallèles à vos cuisses, épaules basses, taille haute !

▶ Inspirez, gardez la taille haute.

▶ À l'expiration, déroulez le dos en déposant une vertèbre après l'autre.

▶ Inspirez, soulevez les bras derrière la tête sans soulever la cage thoracique, creusez les abdos (mouvement scoop), et remontez en enfonçant les talons au sol, bras toujours parallèles aux jambes.

Pour les warriors : plus les talons sont près des fesses et plus les bras sont vers le plafond, plus le challenge est difficile. Si c'est trop difficile, glissez vos mains sous vos cuisses lors de la remontée.

SÉANCE 2 : 15 MIN

Continuez à creuser, il semble que d'autres abdos se cachent plus loin !

1. SCOOPING BACK

#ABDOSAGOGO

▶ Démarrez assise les jambes serrées et repliées, le dos droit et la taille haute. Vos pieds sont ancrés et vos coudes écartés sur les côtés, les mains derrière les genoux, votre regard au-dessus d'une ligne horizontale. Appliquez le scoop* (voir p. 10).

▶ Inspirez, puis déroulez votre dos jusqu'à ce que vos bras soient tendus. (A)

▶ Expirez puis imaginez passer par-dessus un gros ballon (B), dos rond puis revenez le dos à la verticale.

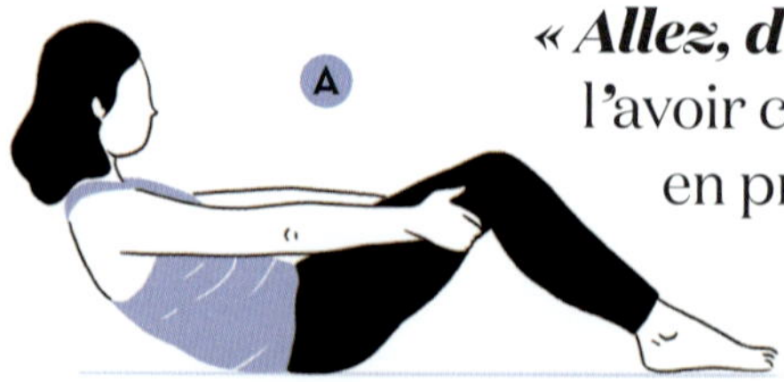

« ***Allez, du nerf,*** vous allez l'avoir ce corps musclé en profondeur ! »

Répétez **5X**

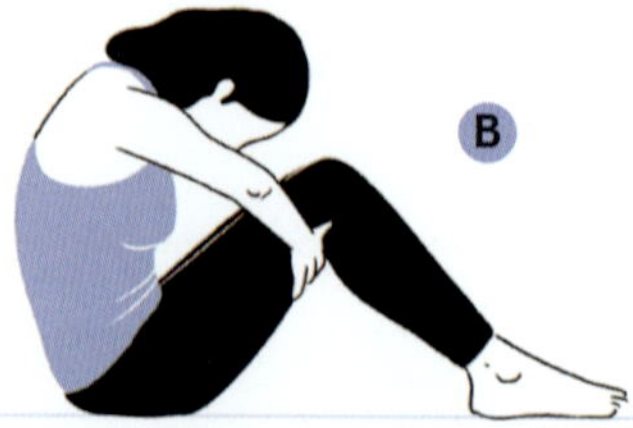

2. SINGLE LEG CIRCLE, JAMBES PLIEES

#PAYETONSCOOP

Répétez **5X**

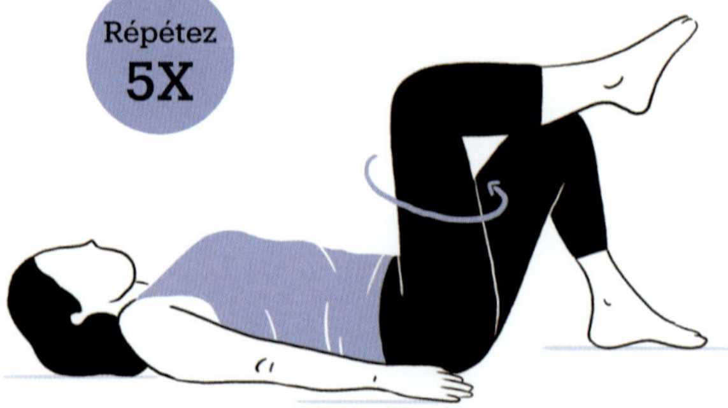

▶ Allongée sur le dos, jambes pliées au sol et serrées.

▶ Expirez, remontez une jambe en tablette (à 90°), le genou au-dessus de la hanche.

▶ Dessinez 5 ronds avec la jambe droite, puis 5 dans l'autre sens. Le mouvement s'initie à partir de la hanche.

▶ Pressez les bras et les mains sur le tapis pour stabiliser votre booty tout le long de l'exercice.

▶ Changez de jambe.

▶ **Répétez 5X dans chaque sens.**

3. ROLLING LIKE A BALL

#PETITOEUF

▶ Asseyez-vous, les pieds à plat au sol, les jambes serrées contre votre poitrine, le regard vers l'intérieur des cuisses, la taille haute et le scoop des abdos activé.

▶ Inspirez en basculant légèrement en arrière et en soulevant à peine les pieds pointés.

▶ Expirez, revenez à la position de départ, pensez à presser vos tibias avec vos mains et à repousser les tibias dans les mains ; posez les pieds à plat.

▶ Soulevez les côtes antérieures vers le plafond. Ne roulez pas encore : juste engagez les abdos (sans trop reculer le dos). Ce sont eux qui soulèvent les pieds du sol.

Répétez **5X**

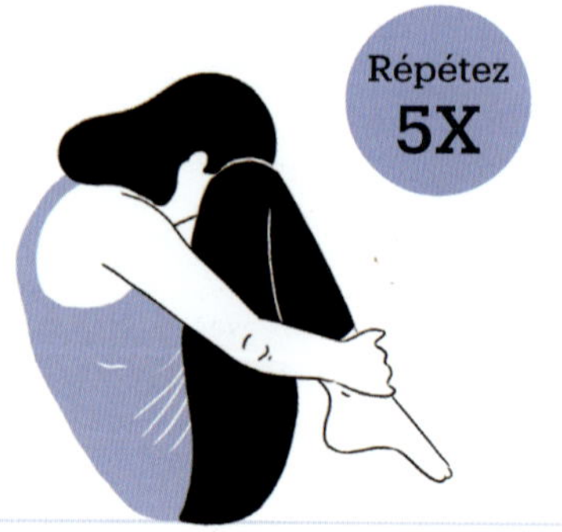

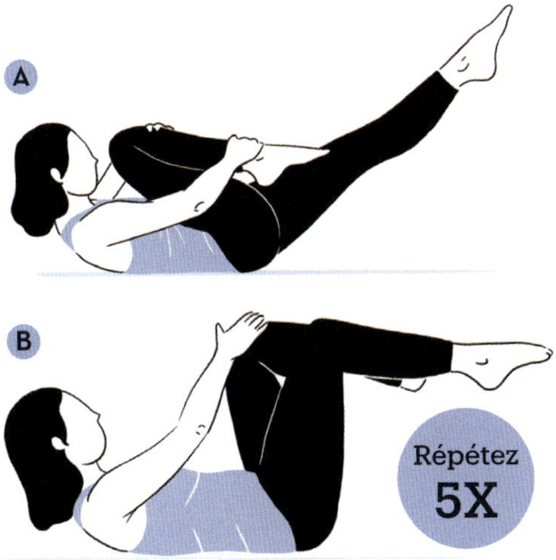

4. SINGLE LEG STRETCH
#TABLETTESDECHOC

▶ Allongée, jambes repliées sur la poitrine, tête et épaules soulevées. Tendez la jambe gauche à 45°, jambe droite repliée. (A)

▶ Placez la main droite sur la cheville droite, main gauche sur le genou droit.

▶ Inspirez, passez en tablettes, jambes pliées formant un angle droit. Objectif : 6 packs ! (B)

▶ Expirez, changez de jambe.

▶ Repassez en tablettes à l'inspiration.

▶ **Répétez 5X pour chaque jambe.**

Scoop obligatoire pour ne pas creuser le dos !

Reposez la tête au sol si vos cervicales vous font mal.

5. DOUBLE LEG STRETCH
#POWERHOUSEAUTOP

▶ Allongée, position groupée, inspirez, allongez les jambes devant vous à 45° du sol, sans décoller votre dos.

▶ Serrez les bras contre les cuisses. Aspirez le nombril vers la colonne vertébrale. (A)

▶ Expirez, glissez les mains à l'intérieur des cuisses pour attraper vos chevilles et ramenez les jambes vers vous. (B)

▶ Pressez les genoux contre vous pour vider tout l'air des poumons.

Reposez la tête au sol si vos cervicales vous font mal.

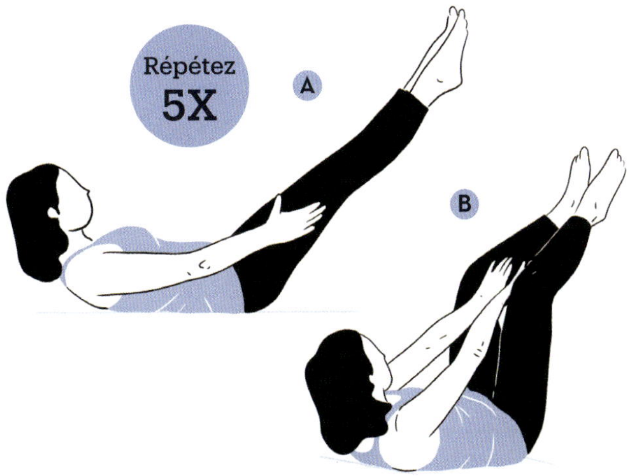

6. SCISSORS
#GRANDECART

▶ Démarrez les jambes tendues vers le plafond, la tête et les épaules soulevées. (A)

▶ Attrapez votre cheville droite, abaissez la jambe gauche à l'expiration. (B)

▶ Creusez le ventre. Enfoncez le bassin au sol.

▶ Inspirez, ramenez la jambe gauche. Les jambes sont ensemble au plafond.

▶ Recommencez avec la jambe droite.

▶ **Répétez 5X de chaque côté.**

Reposez la tête au sol si vos cervicales vous font mal.

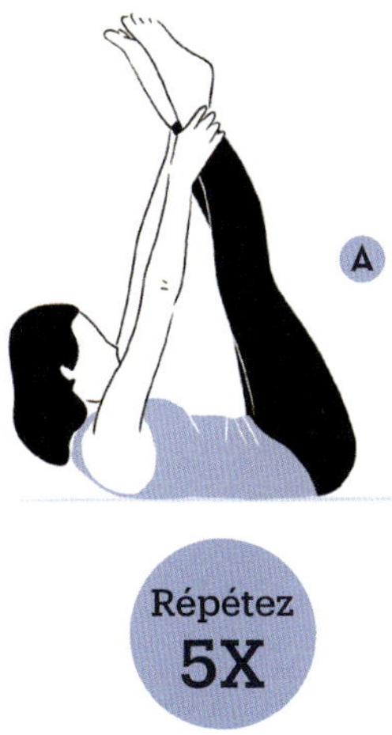

> « ***Attention au mode chewing-gum*** qui vous ferait perdre l'équilibre, restez tonique! »

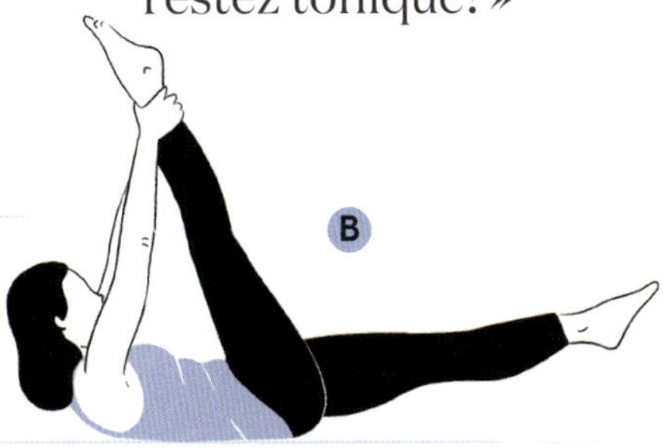

7. SPINE STRETCH FORWARD

#CMAJUSCULE

▶ Démarrez assise, les mains sur les genoux. Inspirez et grandissez-vous.

▶ Sur l'expiration, faites glisser les bras sur les jambes en soulevant la taille en arrière. De profil, vous dessinez la lettre C en majuscule. On prépare l'exercice suivant !

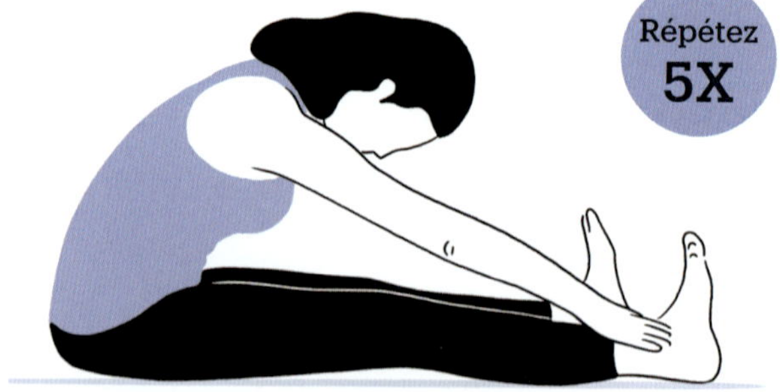

Répétez 5X

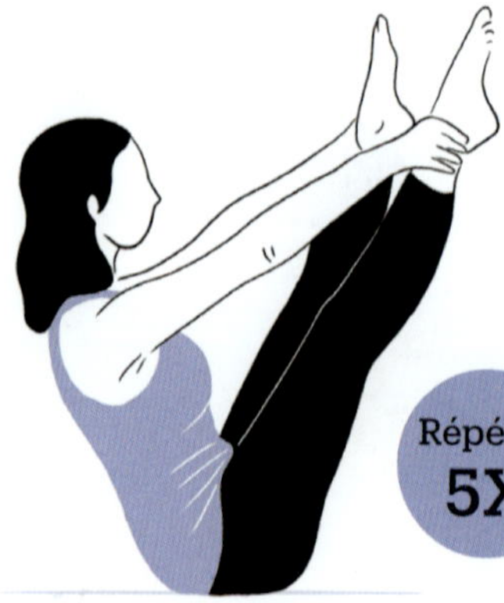

Répétez 5X

8. OPEN LEG ROCKER (préparation)

#PAYETAPAUSE

▶ Position de départ : assise, jambes repliées, genoux écartés, ventre creusé. Attrapez vos chevilles par l'intérieur.

▶ Sans vous affaisser, allongez la jambe droite puis repliez -la.

▶ Allongez la jambe gauche, repliez-la. Votre regard est loin devant, votre ventre creusé, vos épaules basses.

Si c'est trop difficile, attrapez l'arrière des genoux par l'extérieur.

9. SIDE BEND

#ESSORETONBUSTE

▶ Démarrez assise jambes écartées, les mains derrière la tête.

▶ Inspirez, tournez votre buste vers la gauche et penchez-vous vers le genou droit en expirant. (A)

▶ Soulevez les côtes au plafond. Revenez au centre à l'inspiration.

▶ Expirez, plongez vers l'avant au-dessus de la jambe gauche. (B)

▶ Revenez au centre.

▶ Faites la même chose de l'autre côté. Gardez les fesses au tapis.

▶ **Répétez 3X de chaque côté.**

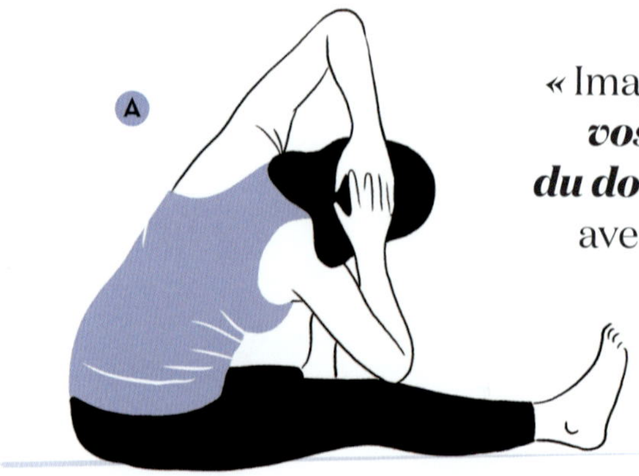

« Imaginez ***toutes vos tensions du dos s'évaporer*** avec cet exo. »

Répétez 3X

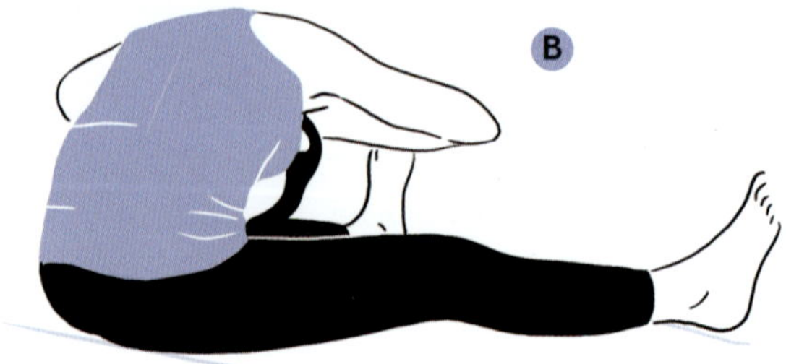

10. SINGLE LEG KICK (préparation)

#FAISLESPHYNX

▶ Débutez en position du « sphynx », sur les avant-bras, jambes serrées.

▶ Poitrine en avant, roulez les épaules vers l'arrière, tirez l'estomac vers le plafond.

Imaginez être suspendue au plafond par un harnais au niveau de la taille.

▶ Faites glisser la jambe droite vers l'arrière et vers le haut (pas plus de 30 cm). Ne soulevez pas le bassin. Pressez les poings et les coudes fort dans le sol.

▶ Maintenez 3 secondes. Reposez.

▶ Faites l'autre côté. Imaginez être soutenue par un harnais, accrochée au plafond, au niveau de la taille.

▶ **Répétez 5X pour chaque jambe.**

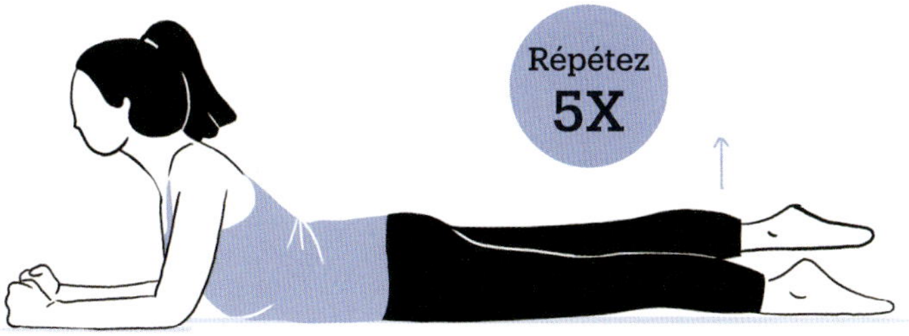

Répétez 5X

11. SIDE KICK

#OBJECTIFCUISSES

▶ Allongée sur votre côté droit sur le bord arrière du tapis, enfoncez la tranche externe du pied droit, la jambe gauche est en légère rotation externe. Main droite à plat derrière la tête (car on n'est toujours pas à la playa...), l'autre main repousse le sol devant le sternum à plat.

▶ Inspirez, soulevez la jambe gauche en gardant la taille longue. Expirez, descendez en freinant avec le pied flex. Gardez un espace pour laisser passer une souris sous la taille.

▶ Pour la descente de la jambe, imaginez presser un ballon à l'intérieur des cuisses.

▶ **Répétez 5X pour chaque jambe.**

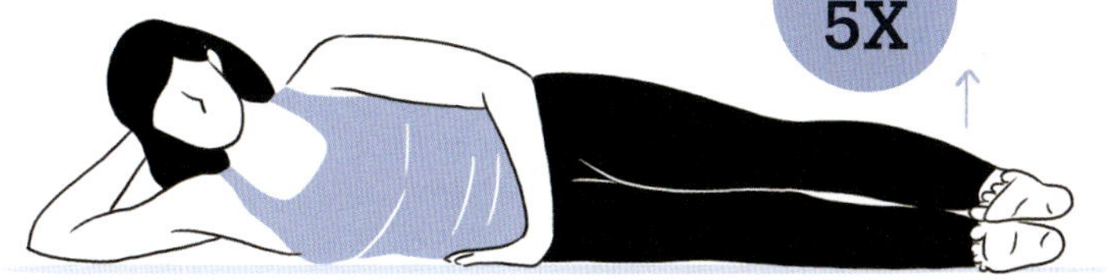

Répétez 5X

« ***Améliore la force et la mobilité*** de l'articulation de la hanche ! »

12. TEASER ONE LEG

#BONEQUILIBRE

▶ Commencez allongée sur le dos, la jambe droite pliée, la jambe gauche tendue à 45°. Pressez les deux genoux ensemble pendant toute la durée de l'exercice.

▶ Inspirez, soulevez les bras vers l'arrière. A

▶ Expirez, ramenez les bras au-dessus du regard et enroulez la tête vers la poitrine.

▶ Inspirez, abaissez les bras parallèles à la jambe gauche et remontez une vertèbre après l'autre jusqu'en haut. B

Si c'est dur pour vous, éloignez le pied de la jambe pliée pour vous aider à remonter et mettez les mains derrière les cuisses.

▶ **Répétez 5X pour chaque jambe.**

Pour les warriors : plus le talon de la jambe pliée est proche de la fesse, plus la remontée est difficile. Vous pouvez inverser les respirations et remonter en expirant.

A

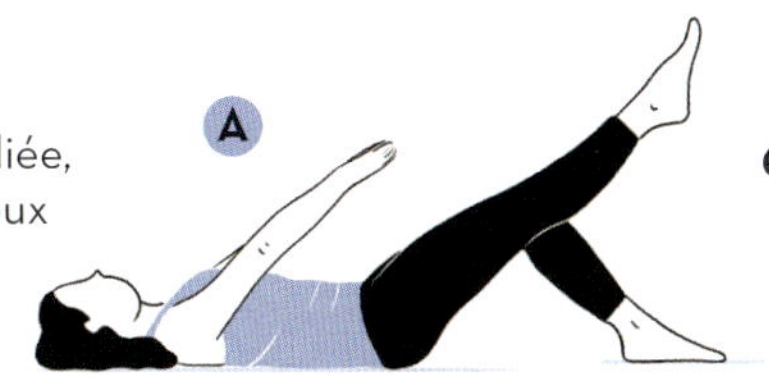

B

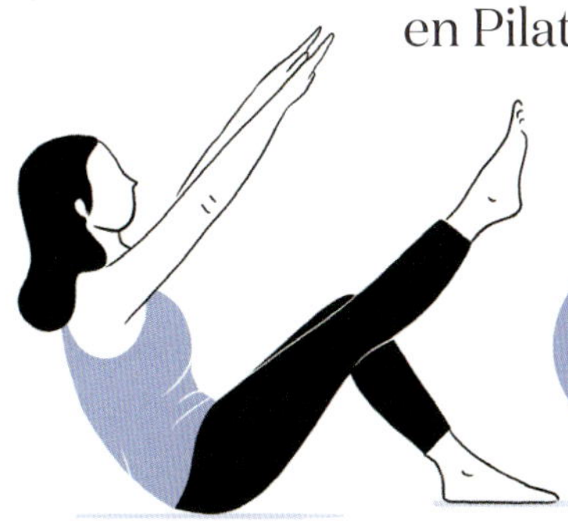

« ***C'est un excellent exercice*** pour vérifier sa progression en Pilates ! »

Répétez 5X

SÉANCE 3 : 30 MIN

Travaillez tout le corps, accélérez les mouvements et créez de bonnes habitudes.

OBJECTIFS DE CES 3 PREMIERS EXERCICES : articuler votre colonne vertébrale.

1. CHAT VACHE
#BOUGETACOLONNE

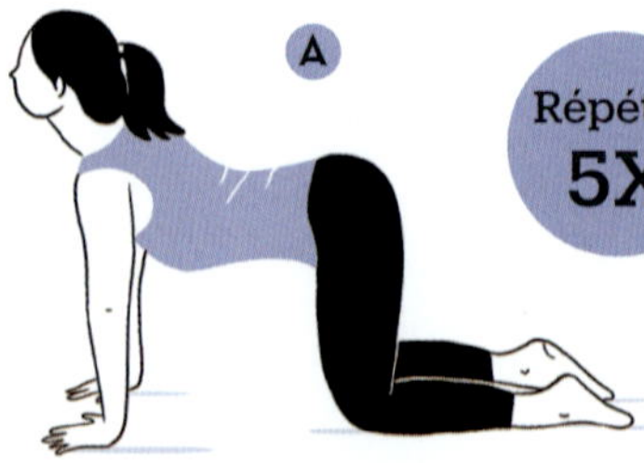

Répétez 5X

« Vous pouvez miauler quand vous avez terminé ! »

▶ Mettez-vous à quatre pattes. Inspirez, creusez le bas du dos en soulevant la poitrine vers le mur et le coccyx vers le plafond. Ⓐ

▶ Étirez la colonne vertébrale dans les deux sens.

▶ Expirez, creusez le ventre pour arrondir la colonne vertébrale vers le plafond en laissant tomber la tête vers le bas. Ⓑ

▶ Appliquez le scoop.

▶ Repoussez le sol avec les paumes de main et les tibias : c'est la position du chat très en colère !

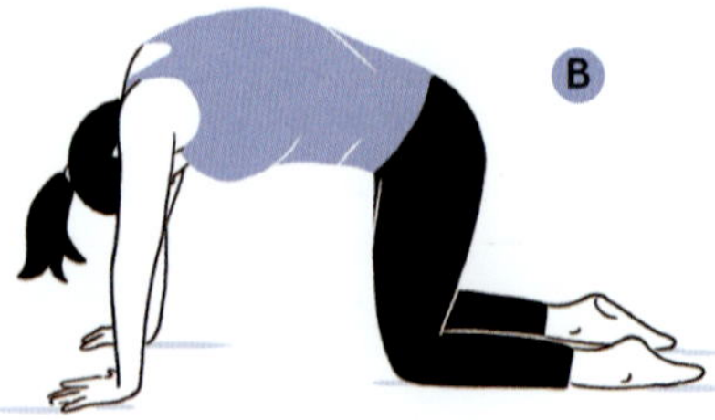

2. PONT
#SURLEPONT

Répétez 3X

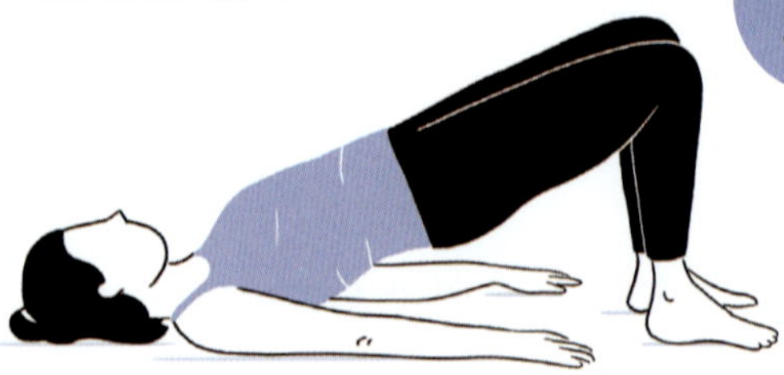

▶ Allongez-vous sur le dos, genoux pliés, écartés largeur du bassin.

▶ Expirez, basculez le bassin en arrière pour soulever les fesses, en commençant par le bas du dos, le milieu du dos jusqu'aux omoplates : c'est le pont.

▶ Inspirez en haut, expirez, déroulez le dos au sol en articulant la colonne une vertèbre après l'autre, comme si vous portiez une belle marinière et que vous déposiez une rayure après l'autre au sol en partant du sternum.

3. TWIST DE LA COLONNE
#OBLIQUES

Répétez 2X

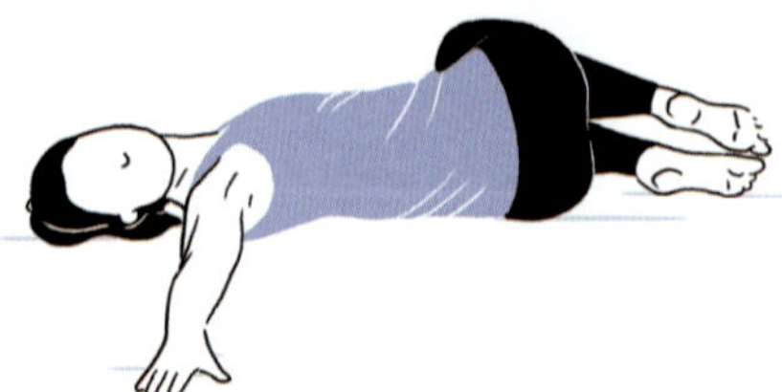

▶ Allongée sur le dos, vos jambes sont serrées et repliées en tablette. Les bras sont en position T et les paumes de mains au sol.

▶ Inspirez, basculez les jambes vers la droite, la tête à gauche sans soulever les omoplates du tapis. Enfoncez les bras et les mains au sol. Les jambes sont collées à la glue toute la durée de l'exercice.

▶ Expirez, ramenez vos jambes en position de départ en ramenant d'abord le haut, puis le milieu et enfin le bas du dos. Ramenez les jambes en dernier.

▶ Cette façon de travailler en spirale permet d'activer les muscles obliques.

▶ **Répétez 2X de chaque côté.**

Pour ressentir davantage l'engagement du centre et des obliques, allongez les jambes vers le plafond.

4. HUNDRED

#100BATTEMENTS

▶ Allongée sur le dos, jambes en tablette à 90°, bras tendus vers le plafond. Scoopez votre ventre.

▶ Inspirez, étirez la colonne vertébrale.

▶ Expirez, soulevez la tête et les épaules au-dessus du tapis en pressant les bras vers le sol. Tendez les jambes soit vers le plafond (A) ou vers le sol, le plus bas possible pour vous sans creuser le bas du dos (B). Les épaules sont basses. Le regard vers le nombril.

▶ Pompez les bras au-dessus du tapis comme si vous frappiez au-dessus de la surface de l'eau de façon très dynamique.

▶ Inspirez sur 5 comptes, expirez sur 5 comptes en étirant les bras vers l'avant pendant que vous battez la centaine.

▶ Maintenez la position jusqu'à atteindre les 100 battements.

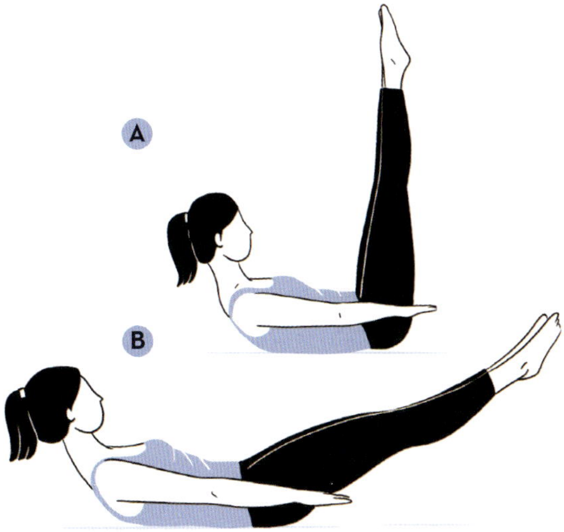

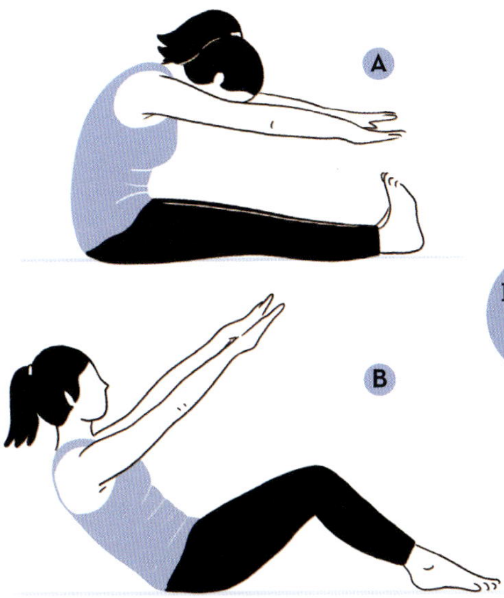

Répétez 5X

5. GOOD MORNING ROLL UP

#ONSELEVE

▶ Allongée sur le dos, jambes repliées, inspirez et soulevez les bras vers le plafond.

▶ Expirez, remontez : abaissez les bras et tendez les jambes. Scoopez vos abdos. (A)

▶ Imaginez passer au-dessus d'un gros ballon.

▶ Expirez, déroulez une vertèbre après l'autre en repliant les genoux et en enfonçant les pieds dans le tapis pour revenir à la position de départ. Les épaules sont basses. (B)

« *Vous* en êtes capable ! »

6. SINGLE LEG CIRCLE

#PAYETONCERCLE

▶ Allongée sur le dos, jambe gauche pliée, jambe droite tendue au plafond. Enfoncez les bras et les mains au sol, ouvrez vos épaules.

▶ Dessinez un cercle avec la jambe vers la gauche puis remontez par la droite. Aspirez le nombril à l'arrière de la colonne. Votre bassin est planté au sol.

▶ Répétez 5X et changez de sens.

▶ Répétez le même exercice avec la jambe gauche.

Pour les warriors : tendez la jambe au sol !

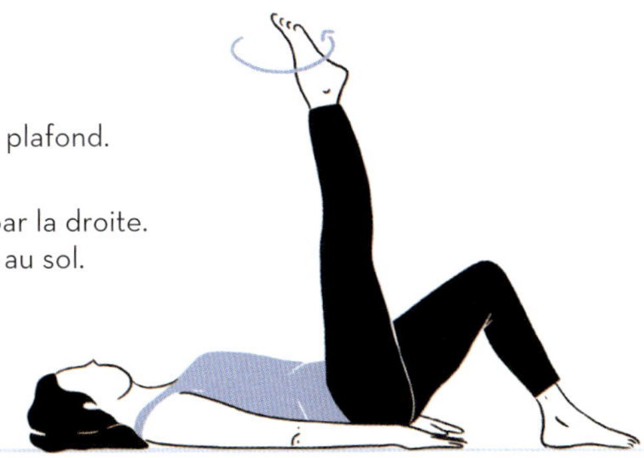

7. ROLLING LIKE A BALL

#PETITEBOULE

▶ Asseyez-vous sur le bord avant du tapis : les mains appuient sur les tibias, les tibias repoussent les mains , les genoux vers les oreilles, la taille haute. Le regard est dirigé vers le pubis.

▶ Inspirez, roulez en arrière jusqu'en haut du dos.

▶ Expirez, roulez vers l'avant, sans reposer les pieds au sol.

▶ **Répétez 5X la roulade.**

La clé de cet exercice : l'élan ! Attention si problème de dos : retournez à la préparation de la séance 2 p. 26.

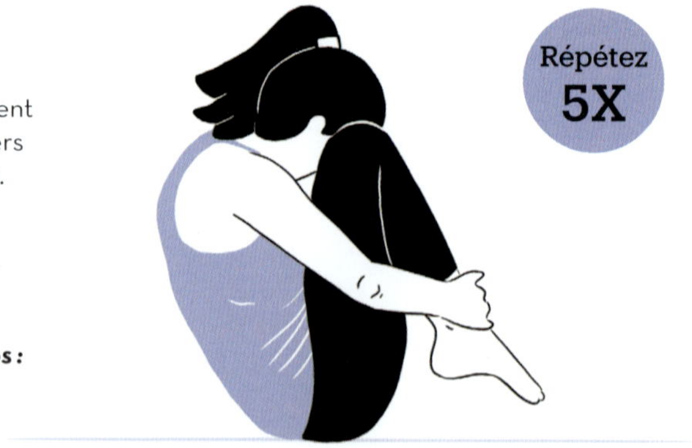

Répétez 5X

8. SINGLE LEG STRETCH

#STRECHING

▶ Allongée, jambes repliées sur la poitrine, tête et épaules soulevées. Tendez la jambe gauche à 45°, jambe droite repliée. (A)

▶ Placez la main droite sur la cheville droite, main gauche sur le genou droit.

▶ Inspirez, passez en tablettes, jambes pliées formant un angle droit. Objectif : 6 packs ! (B)

▶ Expirez, changez de jambe.

▶ Repassez en tablettes à l'inspiration.

▶ **Répétez 5X chaque jambe.**

Le scoop est obligatoire pour ne pas creuser le dos !

Répétez 5X

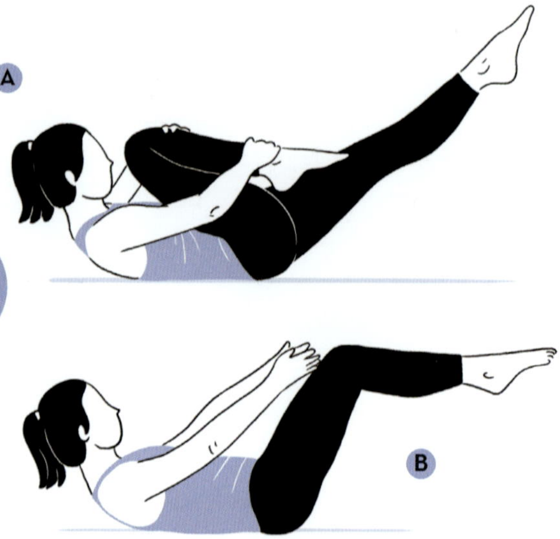

9. DOUBLE LEG STRETCH

#ETIREAUMAX

▶ Départ en position groupée (comme rolling like a ball ci-dessus) avec le regard dirigé vers le pubis.

▶ Inspirez, étirez les bras au-dessus de la tête, à côté des oreilles et allongez les jambes en même temps sans creuser le bas du dos.

▶ Expirez, ramenez les genoux vers les oreilles et les bras en même temps sur les chevilles. Les bras reviennent par les côtés.

Reposez la tête au sol si vos cervicales vous font mal.

« C'est difficile, oui, mais ***le résultat sera incroyable*** ! »

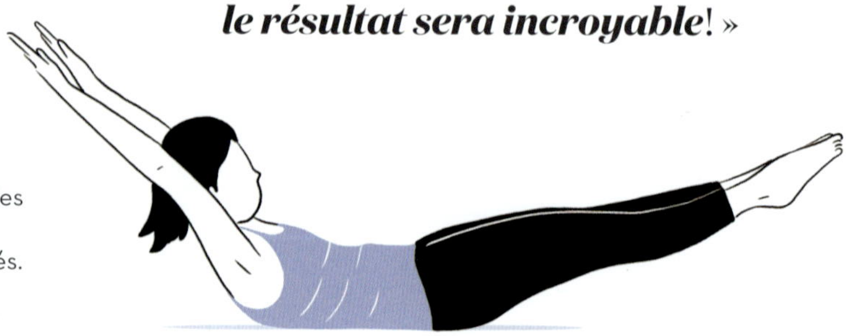

10. SPINE STRETCH

#BONJOURSOUPLESSE

▶ En position assise, les jambes écartées à la largeur du tapis. Les mains sont sur les cuisses. Inspirez, grandissez-vous. Expirez et faites glisser les mains jusqu'aux chevilles, en appuyant sur vos jambes.

▶ Attrapez vos chevilles et soulevez l'estomac vers le haut. Sentez le dos s'ouvrir et expirez 3 ou 4 fois.

▶ Inspirez, remontez une vertèbre après l'autre pour reconstruire le dos à la verticale.

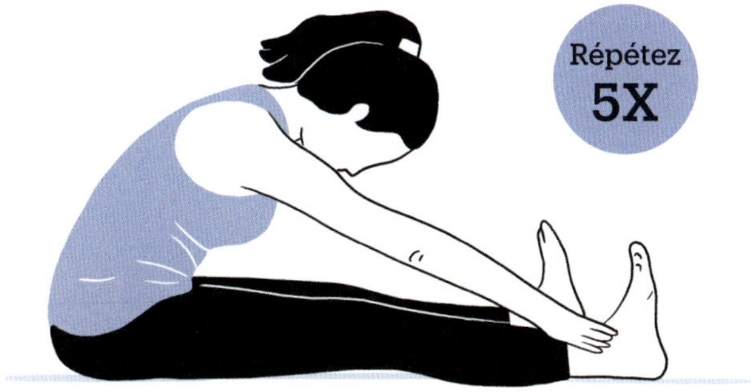

Répétez **5X**

11. OPEN LEG ROCKER (préparation)

#DANSEUSEETOILE

▶ En position assise, attrapez vos chevilles par l'intérieur. (A) Si c'est trop difficile, passez par l'extérieur.

▶ Appliquez le scoop.

▶ Inspirez, allongez les jambes en même temps. Tenez 5 s. (B)

▶ Expirez, revenez en position de départ, orteils posés au sol.

Pour les warriors : fermez et ouvrez les jambes largeur des épaules 5X.

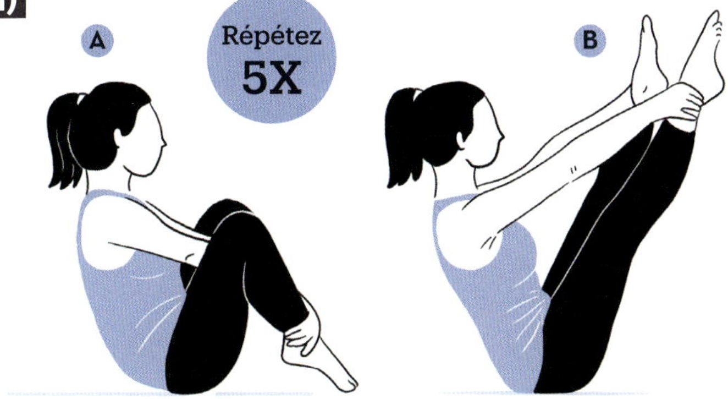

Répétez **5X**

12. CORKSCREW

#COURSDEDESSIN

▶ Inspirez, réalisez des cercles avec les jambes vers la droite, puis vers le sol sans creuser le bas du dos. Expirez en ramenant les jambes au centre. Dessinez des petits cercles pour commencer. (A)

▶ Recommencez de l'autre côté. Inspirez sur la première moitié du cercle vers le bas. Expirez sur le retour des jambes au centre. (B)

▶ **Répétez 3X de chaque côté.**

Ne soulevez pas les épaules du tapis. Si c'est trop difficile, placez les mains sous les fesses pour soulever le bassin. Votre cage thoracique est ancrée au sol, vous empêchant de décoller les omoplates du tapis. Imaginez que vous n'avez plus qu'une seule jambe tellement elles sont serrées.

▶ Attrapez les genoux sur la poitrine pour relâcher le bas du dos.

Répétez **3X**

A

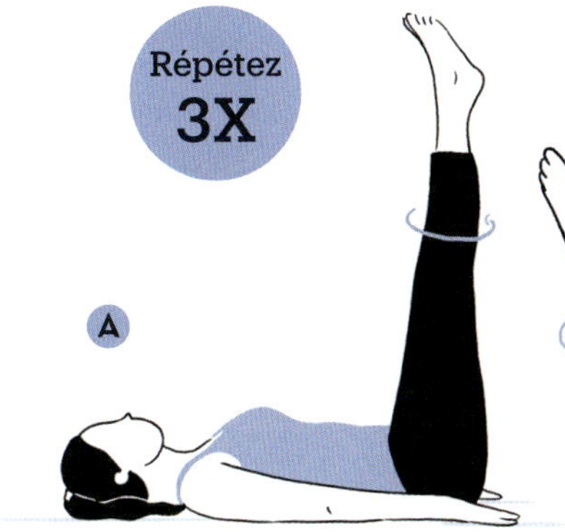

« Bravo, vous avancez bien, ***ne lâchez rien !*** »

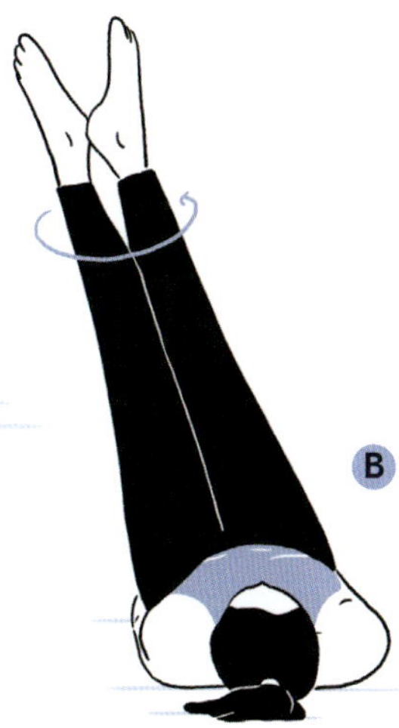

B

13. SAW
#TWISTANDSOUL

▶ Asseyez-vous, jambes largeur du tapis, bras écartés sur les côtés.

▶ Inspirez, twistez vers la droite. Expirez, plongez le sommet du crâne vers le genou.

▶ Étirez les deux bras dans les sens opposés. Le petit doigt du bras gauche s'étire vers le petit orteil du pied droit. Appliquez le scoop. Imaginez vos hanches s'enfoncer dans le sol comme dans du ciment. (A)

▶ Sciez 3 fois le petit orteil en soufflant.

▶ Remontez en gardant l'alignement des bras comme si vous teniez un balais à l'arrière du dos, collé à vos omoplates. (B)

▶ Recommencez à gauche.

▶ **Répétez 5X de chaque côté.**

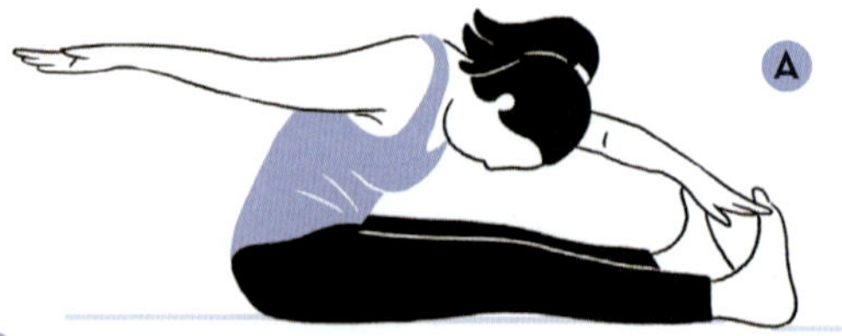

A

Répétez 5X

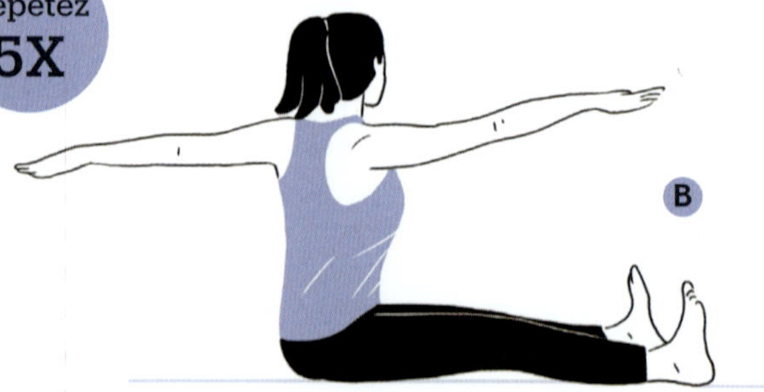

B

14. SWAN
#PORTDETETE

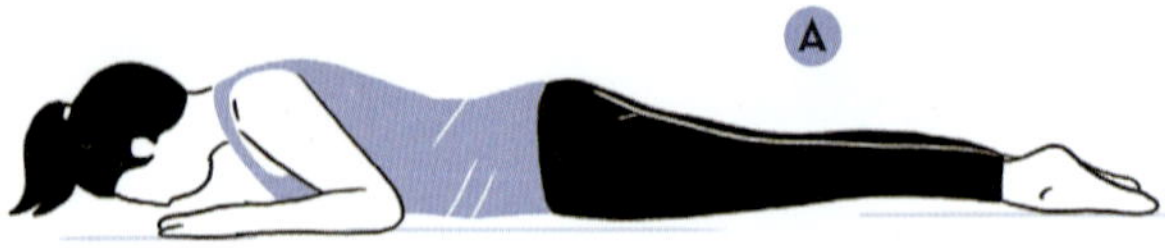

A

Répétez 5X

B

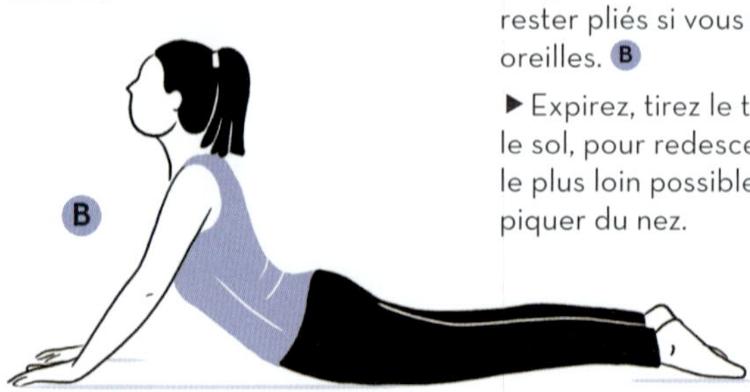

▶ Allongez-vous à plat ventre, les mains à côté des oreilles, ventre scoopé, épaules basses. (A)

▶ Inspirez, étirez la nuque. Soulevez le haut du dos. Repoussez sur vos bras pour arriver en swan. Ne cherchez pas la hauteur de cette position mais la longueur de la colonne vertébrale. Les bras peuvent rester pliés si vous sentez les épaules se rapprocher des oreilles. (B)

▶ Expirez, tirez le tapis sous vous comme si vous griffiez le sol, pour redescendre en allongeant votre colonne le plus loin possible vers le bord avant du tapis sans piquer du nez.

15. SINGLE LEG KICK (préparation)
#ALLONGETOUT

▶ Mettez-vous en position de « sphynx », sur les avant-bras, coudes sous les épaules, jambes serrées. Poitrine en avant, roulez les épaules vers l'arrière, aspirez le nombril vers la colonne. Scoop à fond !

▶ Faites glisser la jambe droite vers l'arrière et vers le haut (pas plus de 30 cm). Sans bouger le bassin, les boobs bombés !!

▶ Reprenez une position de repos.

Répétez 5X

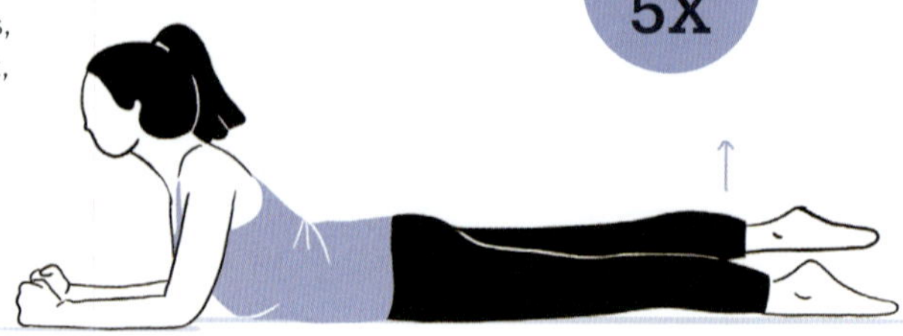

16. NECK PULL (préparation)

#ROULEETDEROULE

▶ Allongée sur le dos, les jambes pliées, les mains derrière la tête, les coudes écartés, scoopez votre ventre. Inspirez et remontez tête et épaules. Attrapez l'arrière des cuisses pour vous aider à remonter jusqu'en position assise.

▶ Expirez, déroulez une vertèbre après l'autre (roll down), les mains à nouveau derrière la tête : pensez à la tête qui repousse les mains en arrière mais les mains qui opposent la tête vers l'avant.

▶ Étirez le cou et reposez le dos au sol.

« ***Ne tirez pas sur votre nuque*** pour aller plus vite, soyez courageuse ! »

Répétez **5X**

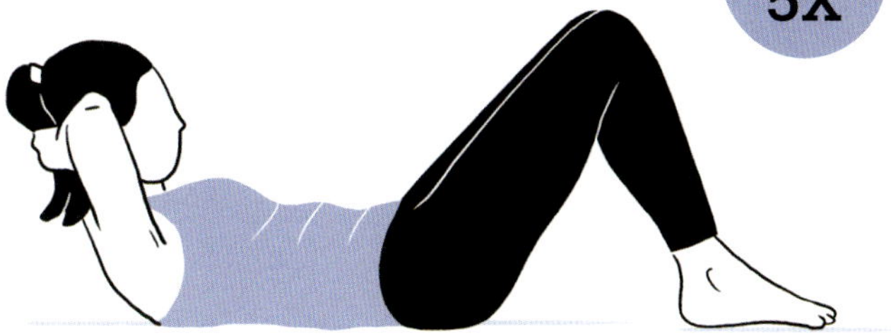

17. SIDE LEG FRONT/BACK

#SUPERKICKS

▶ Allongée sur le côté, une main à plat derrière la tête (la playa, c'est toujours pas là). Soulevez la taille du tapis.

▶ Soulevez la jambe à hauteur de la hanche, en légère rotation externe. Appliquez le scoop. (A)

▶ Balancez la jambe (mais avec contrôle !) vers l'avant avec deux petits kicks, pied flex. (B)

▶ Kick back : balancez la jambe vers l'arrière sans bouger le torse. Appliquez le scoop.

Imaginez des tasses d'eau bouillante sur l'épaule du dessus que vous ne devez pas renverser !

A

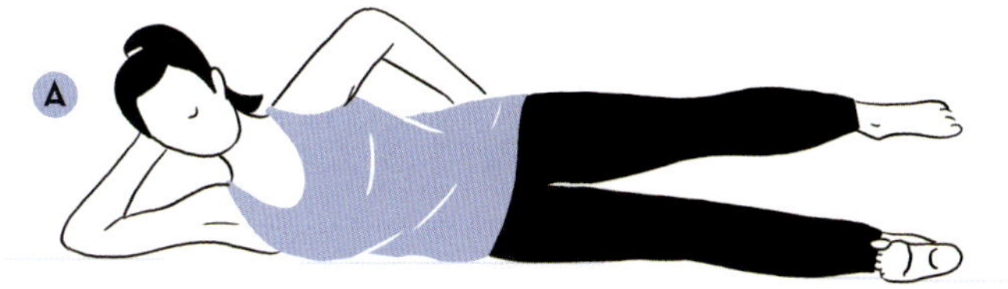

Répétez **5X**

B

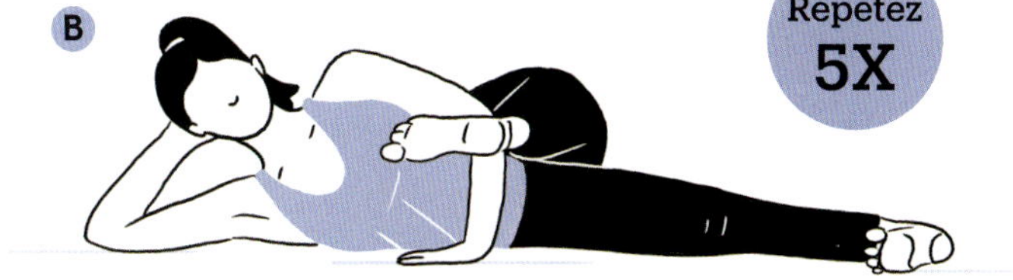

18. SIDE LEG UP/DOWN

#JAMBESENLAIR

▶ Soulevez la jambe en rotation externe, pied pointé.

▶ Abaissez la jambe, en flexant le pied. Freinez la descente comme si votre jambe était accrochée à un ressort. Pensez à « house for the mouse » sous la taille (une souris doit passer sous votre taille !).

▶ Changez de côté pour faire l'exo avec l'autre jambe.

▶ **Répétez 5X de suite de chaque côté.**

Répétez **5X**

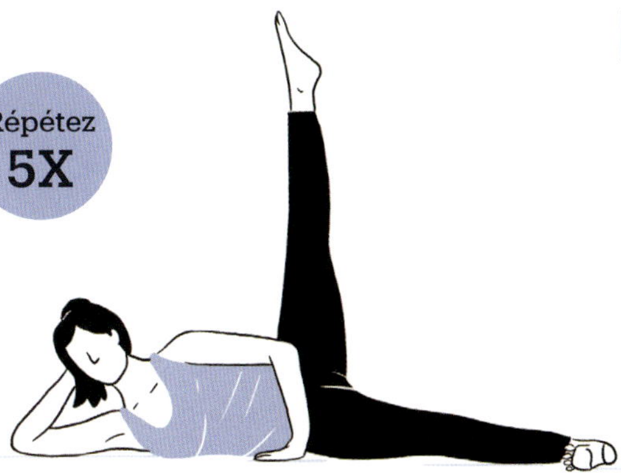

19. TEASER ONE LEG avec twist

#TWISTAFOND

- Allongée sur le dos, la jambe gauche pliée, la droite tendue pressée contre l'intérieur de cuisse de la jambe pliée.
- Inspirez, enroulez la tête vers la poitrine, abaissez les bras parallèles à la jambe.
- Expirez, remontez une vertèbre après l'autre jusqu'en haut. Si c'est trop dur, pensez à inverser la respiration et inspirez pour remonte. (A)
- Inspirez, twistez vers la gauche, au-dessus de votre jambe pliée. (B)
- Revenez au centre, déroulez votre dos vers le bas.
- **Répétez 3X de chaque côté.**

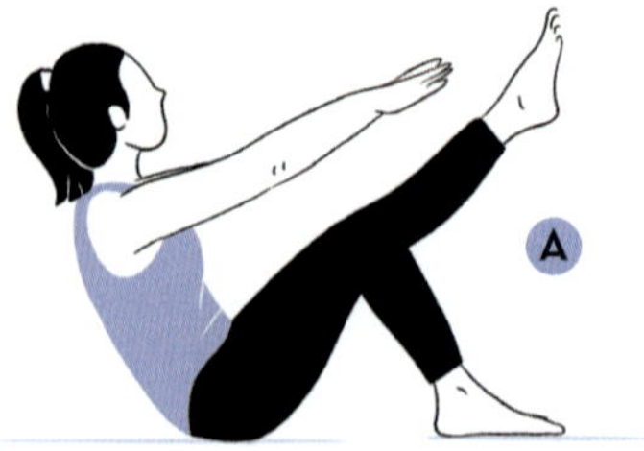

A

Répétez 3X

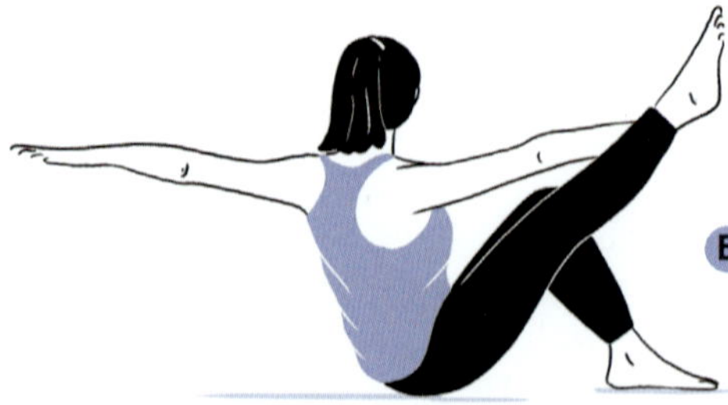

B

20. PHOQUE BRETON (préparation de SEAL)

#GALIPETTE

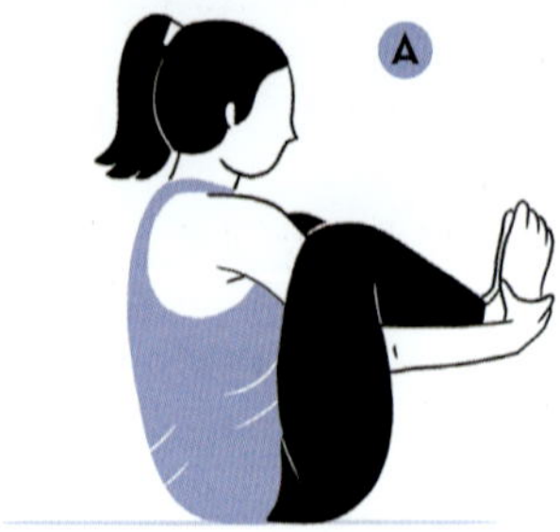

A

Répétez 5X

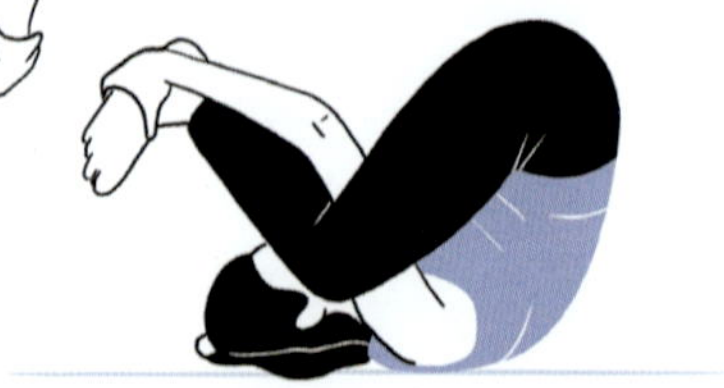

B

- Asseyez-vous sur le bord avant du tapis. Joignez vos talons, pressez les voutes plantaires ensemble, les genoux pliés et écartés largeur épaules.
- Attrapez vos chevilles extérieures en passant par l'intérieur des jambes. Remontez les pieds à la hauteur du sternum. Les coudes poussent les cuisses à l'extérieur et les genoux pressent à l'intérieur. Appliquez le scoop, regard vers le nombril. (A)
- Inspirez, roulez en arrière. Tenez 3s et soulevez la taille. (B)
- Expirez, revenez.

Répétez 5X

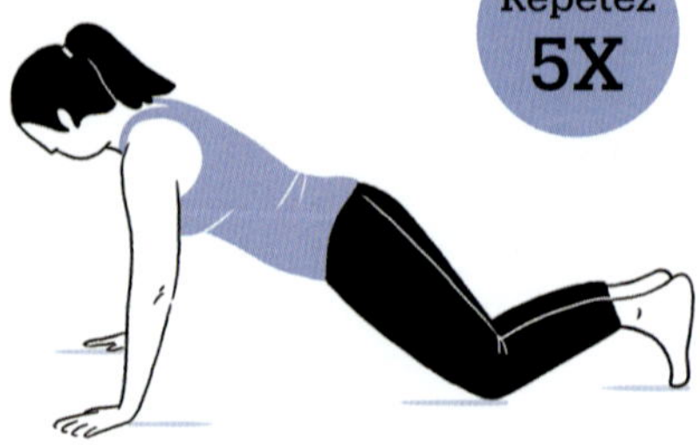

« Vous avez fini la première étape. ***Well done***! »

21. PUSH UP À GENOUX

#OUTLESAILESDEBATMAN

- Installez-vous à quatre pattes, les mains sous les épaules, les genoux au sol. Vous devez visualiser une ligne diagonale de profil depuis vos épaules en passant par vos hanches jusqu'à vos genoux.
- Pressez l'intérieur des cuisses ensemble et appliquez le scoop.
- Inspirez, pliez les coudes de chaque côté de la cage thoracique vers vos côtes.
- Descendez la poitrine vers l'avant du tapis sans cambrer.
- Expirez, repoussez le sol pour revenir en position de départ.

Ne piquez pas du nez. Si vous avez mal aux poignets ou aux épaules, laissez cet exo de côté.

FAITES
LE BILAN

Reprenons les exercices fondamentaux pour tester votre progression. Cochez les objectifs que vous maîtrisez. Pour les autres, retentez-les !

HUNDRED

❑ Je suis capable de maintenir une tête et des épaules soulevées, un dos plat, un ventre scoopé durant l'exercice.

❑ J'arrive à faire 50 battements avec torse et tête stables. J'augmente le nombre de battements au fil de ma progression.

❑ J'essaie de tendre les jambes vers le plafond, à 90°.

ROLL UP

❑ Je trouve le rythme pour cet exercice, la fluidité.

❑ Je remonte sans soulever les pieds.

Faites attention à ne pas placer vos pieds trop près des fessiers. Si vous avez du mal à remonter, placez vos mains à l'arrière des cuisses. Vous pouvez placer une balle ou un petit oreiller entre les chevilles pour stabiliser le bas du dos.

❑ J'articule la colonne une vertèbre après l'autre pour le roll down.

SINGLE LEG CIRCLES

❑ Je reste stable dans le haut du corps pendant le mouvement des cercles.

❑ Je contrôle le mouvement de cercles à partir de mon centre.

❑ J'essaye d'agrandir la taille des cercles pour challenger l'exercice.

ROLLING LIKE A BALL

❑ Je reste complètement en boule lors de l'exercice, surtout lors de la roulade avant.

❑ Je ne touche pas les pieds au sol.

❑ Je place un ballon (taille ballon basket) entre mon ventre scoopé et mes cuisses et je vérifie si je peux encore faire l'exercice en gardant le contact.

SINGLE LEG STRETCH

❑ Je reste stable dans le torse lors du changement de jambes.

❑ J'abaisse la jambe tendue au fil de ma progression tant qu'elle est soutenue par mes abdos.

❑ Je soulève la tête à partir des abdos, pas à partir du cou (« scoopez à fond » !).

DOUBLE LEG STRETCH

❑ Je reste parfaitement stable dans mon centre, menton vers la poitrine pendant le mouvement.

❑ J'abaisse les jambes au fil de ma progression, sans creuser le dos.

❑ Je ressens l'étirement dans les deux sens, avec seulement les abdominaux pour me soutenir.

SPINE STRETCH FORWARD

❑ Je conserve les hanches ancrées dans le sol lors de l'étirement de la colonne vertébrale vers l'avant.

❑ J'étire, au fil de ma progression, encore plus mes ischiojambiers en allongeant mes jambes.

❑ Je garde mes épaules éloignées de mes oreilles.

PLANCHE SUR LES GENOUX

Même si nous n'avons pas travaillé les planches sur cette étape, nous avons bossé à fond les abdos. Vérifiez où vous en êtes !

❑ Je garde l'alignement des épaules au-dessus des mains lorsque je tends les jambes : je ne soulève pas les hanches, comme une tente, vers le plafond, ni je ne creuse mon dos.

❑ Je maintiens la position 10 secondes minimum, pour renforcer ma sangle abdominale et ma ceinture scapulaire (les épaules).

❑ J'augmente la durée au fil de ma progression.

Vous avez coché au moins une case par exercice? Bravo, vous pouvez passer à l'étape 2 !
Partagez votre bilan avec les hashtags #AuTopPilates et #ludipilates sur les réseaux sociaux!

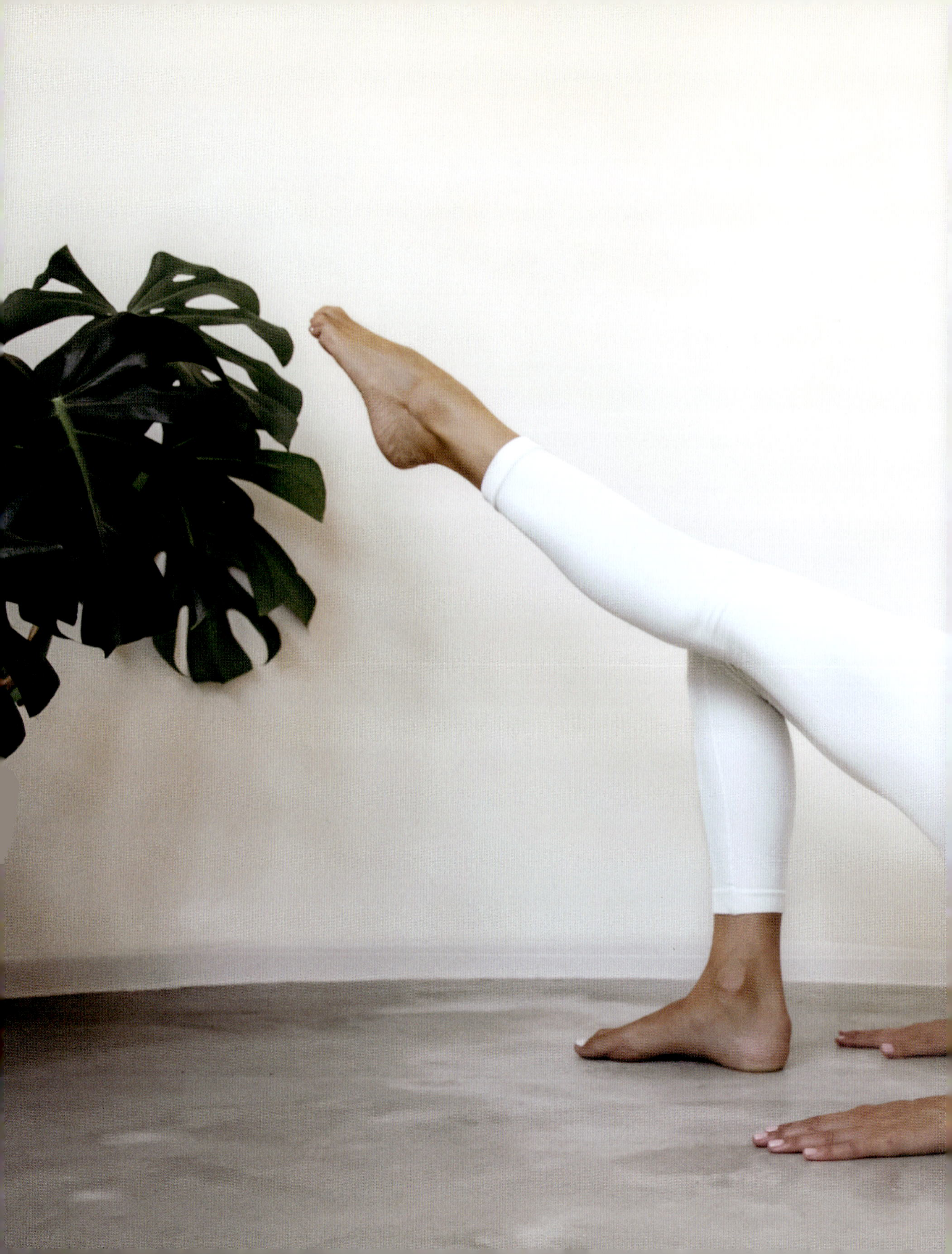

ÉTAPE 2

L'objectif : ouvrez votre buste et gagnez en fermeté et en tonus !

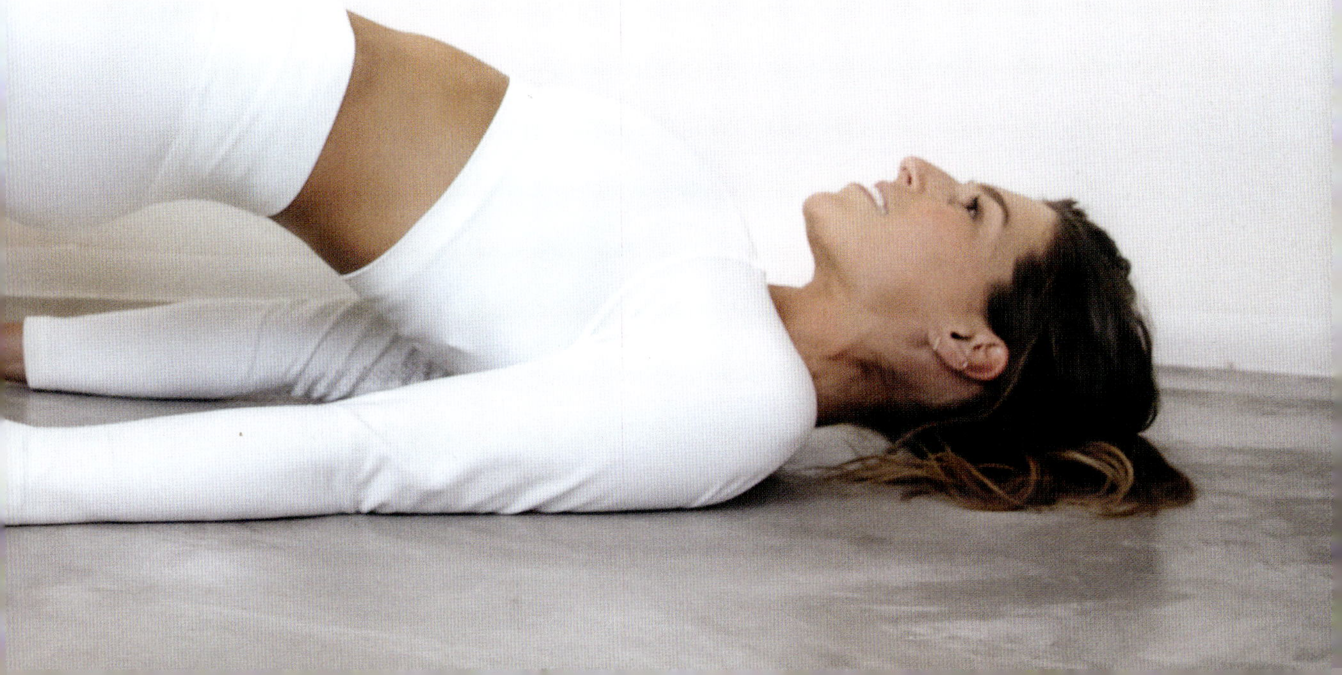

SÉANCE 1 : 15 MIN

Renforcez le haut de votre corps : thorax, omoplates, épaules et abdos.

1. AROUND THE WORLD

#OUVRETESPOUMONS

« Allez c'est parti pour l'étape 2, on commence en douceur! »

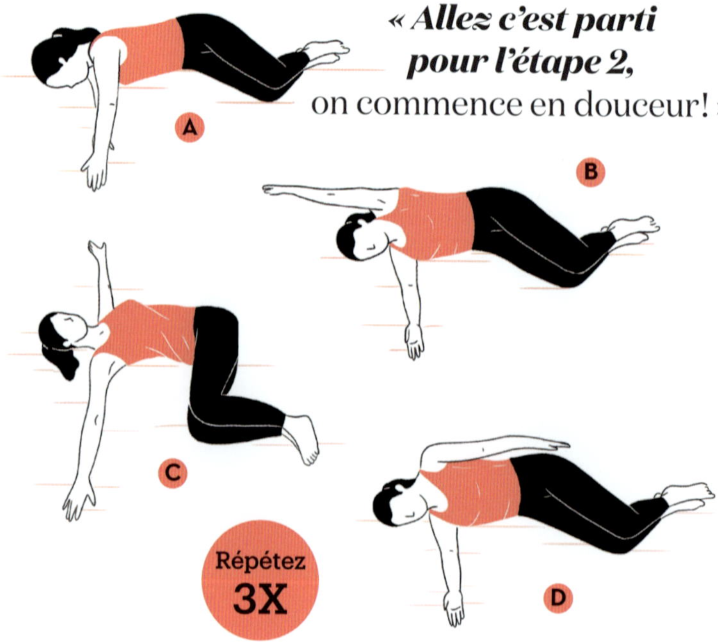

▶ Allongez-vous sur le côté. Bras tendus devant la poitrine, paumes de mains jointes.

▶ Inspirez, faites glisser la main de dessus plus loin que l'autre, jusqu'à faire rouler le thorax vers le sol. (A)

▶ Expirez puis ramenez la main au-dessus de l'autre, thorax et regard dirigés vers le ciel. Répétez 3 fois.

▶ Dessinez de grands ronds au-dessus de votre tête (B), poursuivez le cercle derrière vous (C), revenez la main au-dessus de la cuisse avant de retrouver la position de départ. (D)

▶ Autre possibilité : le coude est plié et vous dessinez des cercles avec votre coude vers le plafond, vers l'arrière et vers l'avant.

▶ **Répétez 3X et changez de côté pour travailler avec l'autre bras.**

Répétez 3X

2. CHAT VACHE

#BOUGETACOLONNE

▶ Exercice de la p. 30.

Répétez 3X

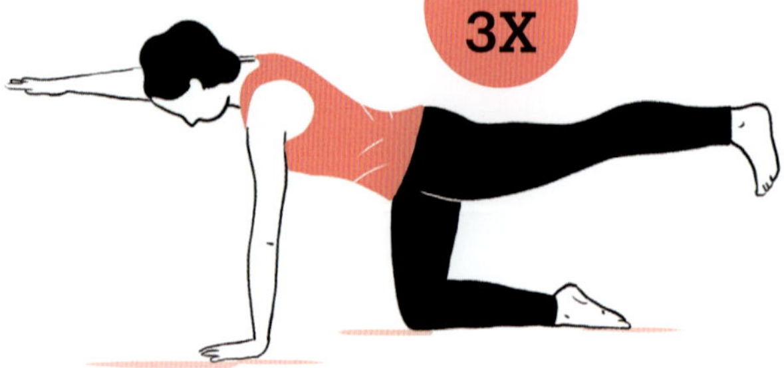

Répétez 3X

3. BIRD DOG

#REPOUSSELESMURS

▶ En position quatre pattes, mains alignées sous vos épaules, doigts très écartés, genoux alignés sous vos hanches. Appliquez le scoop et repoussez le sol avec vos paumes de mains pour engager votre centre.

▶ Inspirez, soulevez simultanément le bras droit et la jambe gauche pour former une ligne horizontale. Regard toujours au sol. Creusez le ventre, regard vers le sol.

Imaginez que vous repoussez les murs de la pièce devant et derrière vous.

▶ Expirez, ramenez la jambe et le bras au sol. Changez de jambe et de bras.

▶ **Répétez 3X de chaque côté.**

Pour les warriors : rapprochez le genou et le coude en arrondissant le dos, sans toucher le sol à l'expiration. Inspirez allongez le bras et la jambe à partir du centre.

4. À QUATRE PATTES
#CHAUFFETAPLANCHE

Sur les coudes

▶ Mettez-vous à quatre pattes, sur vos avant-bras. Appliquez le scoop.

▶ Inspirez, pressez les coudes dans le sol et transférez le poids du corps vers l'avant (vous montez sur les demi-pointes). A

▶ Expirez, reculez (pieds flex) et basculez le poids du corps vers l'arrière. Répétez 3X.

▶ Même chose avec une jambe soulevée, parallèle au sol. Avancez et reculez 3X. B

▶ Changez de jambe et répétez.

Pour les warriors : soulevez les genoux !

A

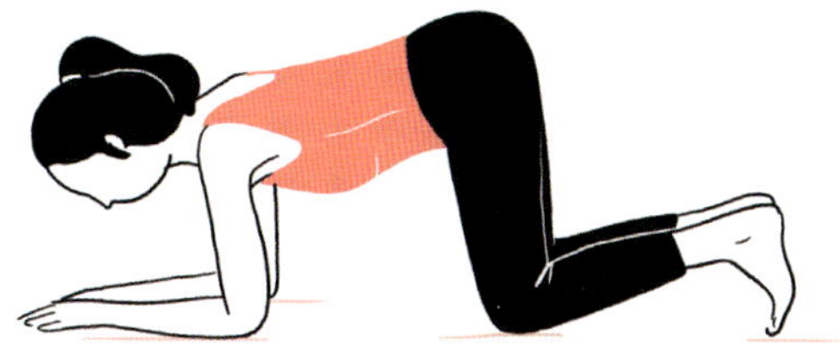

B

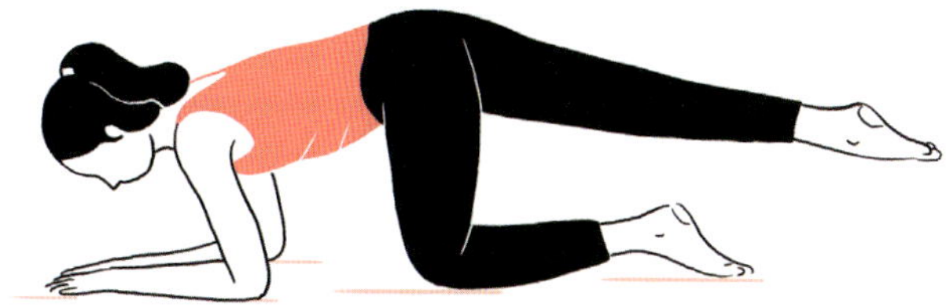

C

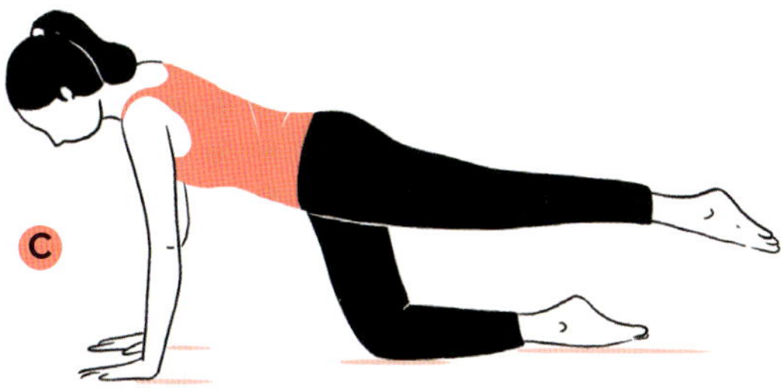

Sur les mains

▶ Cette fois-ci vos mains sont alignées sous vos épaules, vos coudes se font face. Votre dos est bien droit.

▶ Inspirez, pressez les mains dans le sol et transférez le poids du corps vers l'avant. Expirez, reculez 3X.

▶ Même chose avec une jambe tendue. Avancez et reculez 5X. Puis changez de jambe. C

▶ **Répétez 3X.**

5. PLANCHES
#PAYETONGAINAGE

Sur les coudes

▶ Mettez-vous en planche le dos bien droit, les mains jointes. Appliquez le scoop. Placez-vous en V Pilates. Maintenez la position le plus longtemps possible pour vous. A

▶ Reposez, puis recommencez 3X en essayant de rester un peu plus longtemps.

Bonus 1 dynamique pour les fortiches : en planche, transférez votre poids vers l'avant puis vers l'arrière en soulevant et en abaissant les talons. Imaginez que vous poussez le mur devant vous avez le sommet du crâne. Initiez le mouvement à partir des abdos, pas de vos chevilles.

Bonus 2 : avec une jambe soulevée. B

Sur les mains

▶ Mêmes exercices les bras tendus. C

A

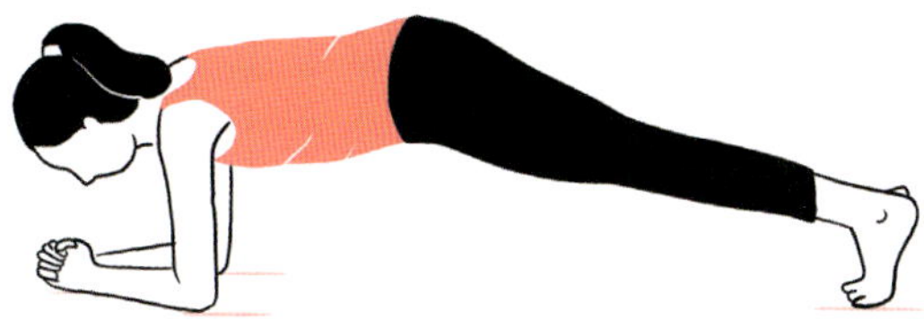

B

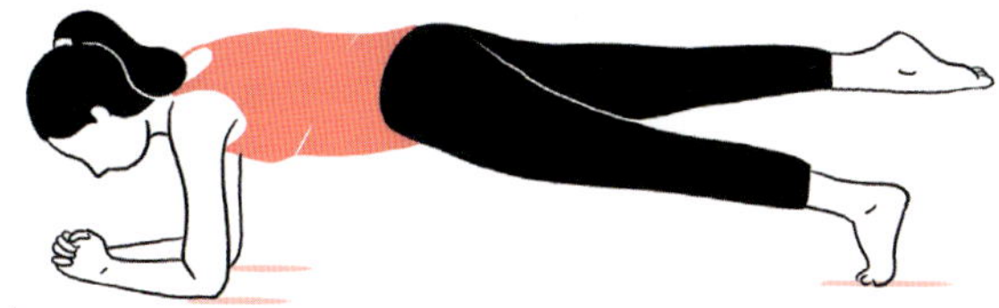

C

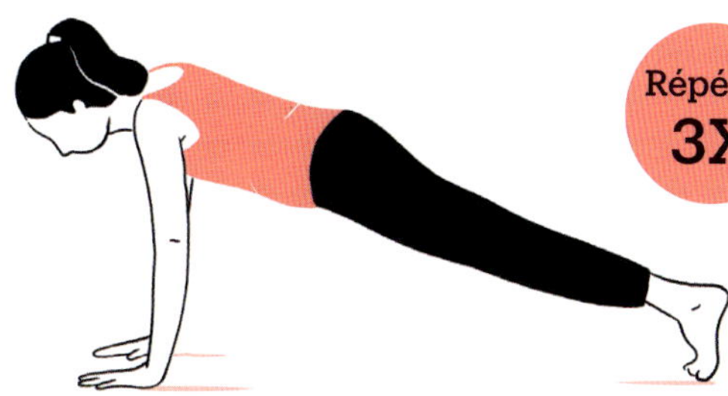

Répétez 3X

6. BALANÇOIRE

#BALANCETESABDOS

▶ Asseyez-vous, les jambes pliées et écartées à la largeur du bassin. Vos mains sont posées derrière, orientées vers les côtés. **A**

▶ Inspirez, enfoncez vos mains et vos pieds pour soulever le bassin et trouver la position « table ». Regardez au plafond, soutenez votre nuque. **B**

▶ Expirez, basculez le poids vers l'arrière, vers vos mains, sans poser vos fesses. C'est le mouvement de la balançoire ! Pieds flex. Répétez 3X. Vous pouvez aller jusqu'à tendre les jambes.

▶ Changez la position des mains, doigts orientés vers les pieds, répétez 3X. Remarquez comment le travail est différent selon la position des mains.

Gardez les coudes « souples », légèrement pliés.

« ***Échauffez bien vos poignets*** si vous êtes sensible. »

Répétez 3X

A

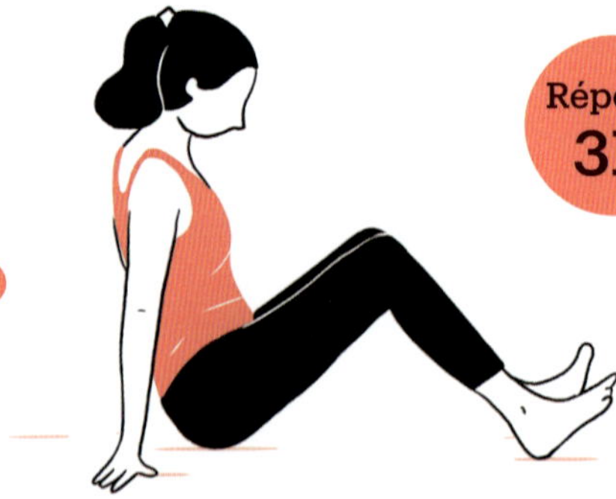

B

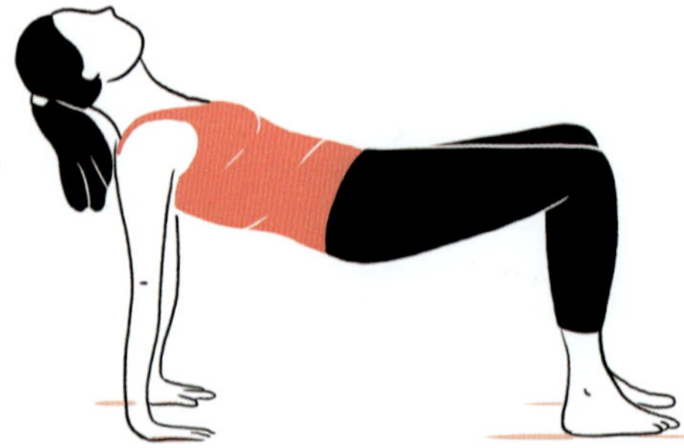

7. PLANCHE INVERSÉE

#OUVRETONCŒUR

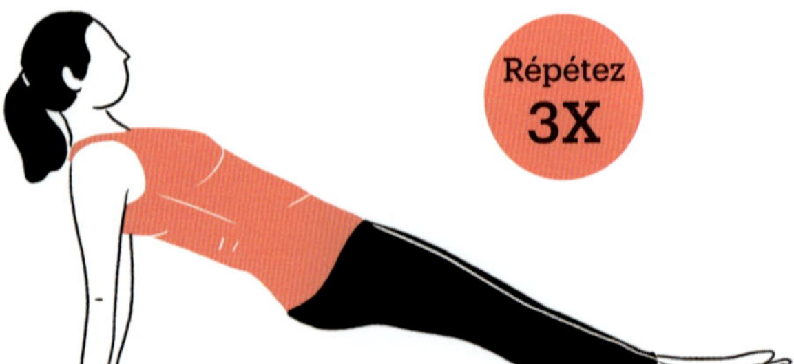

Répétez 3X

▶ Assise, jambes tendues et serrées en V Pilates. Placez les mains derrière le bassin, doigts orientés vers les côtés.

▶ Inspirez et soulevez le bassin. Trouvez la planche inversée : les épaules, les hanches et les pieds forment une ligne en diagonale. Votre menton vers la poitrine, vos pieds pointés. **Répétez 3X.**

▶ Changez la position des mains, doigts orientés vers les pieds : **3X.**

▶ Repoussez toujours bien le sol pour garder les épaules ouvertes. Le poids de votre corps est également réparti entre les épaules, le bassin et les pieds.

Imaginez que vous êtes soutenue par un harnais, comme suspendue au plafond.

8. SPINE STRETCH FORWARD

#AVALETONSCOOP

▶ Même exercice que p. 24.

Répétez 3X

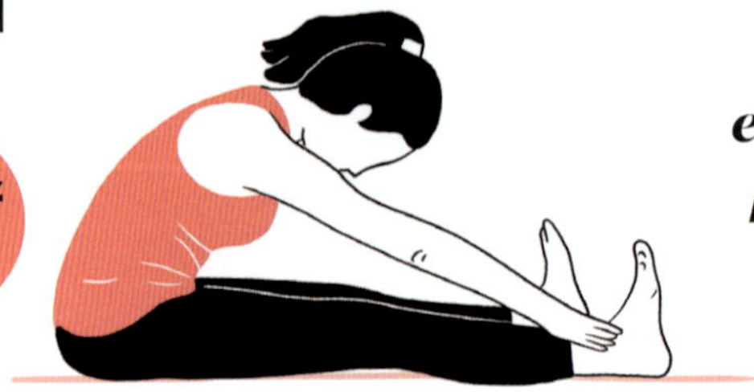

« Cette fois-ci, ***essayez d'aller plus loin vers l'avant.*** »

9. PLANCHES LATÉRALES

#MONTELACÔTE

Sur le coude

▶ Genoux pliés : allongée sur votre côté droit, en appui sur le coude, genoux repliés alignés aux hanches, épaule enroulée vers l'arrière. La main du bras du dessus est posée sur la hanche. Inspirez pour soulever le bassin. Restez 5s. (ou beaucoup plus). Reposez en freinant la descente. Recommencez 3X. (A)

▶ Jambes tendues : toujours en appui sur votre coude, pieds décalés l'un devant l'autre, sur les tranches internes et externes (pour plus de challenge : pieds ensemble) : inspirez, scoopez votre ventre, décollez les hanches du sol . Enfoncez le coude et les tranches du pied et activez l'intérieur des cuisses. Recommencez 3X. (B)

▶ Faites pareil de l'autre côté ! Quel bonheur d'en avoir deux !

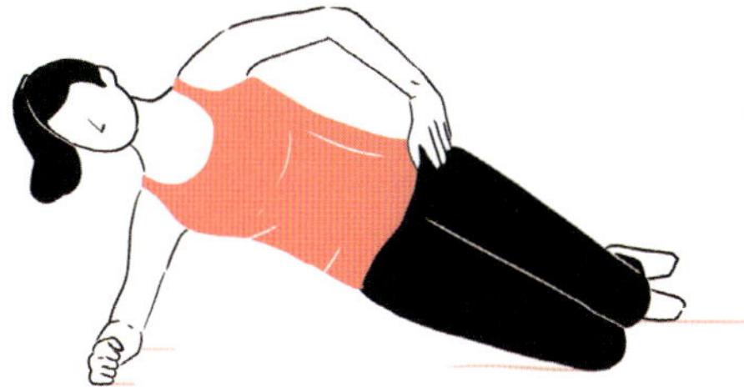

A

Répétez 3X

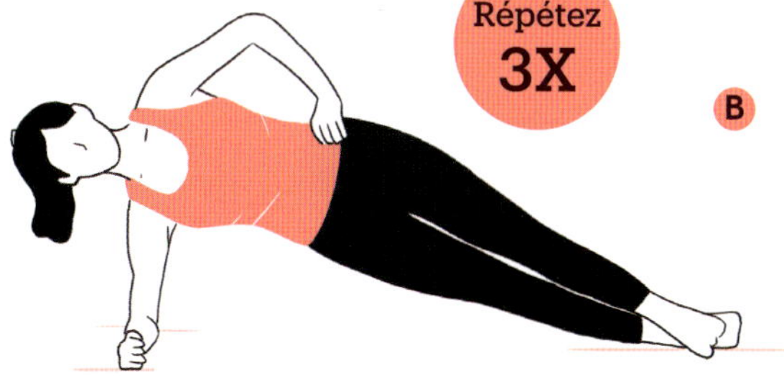

B

Répétez 3X

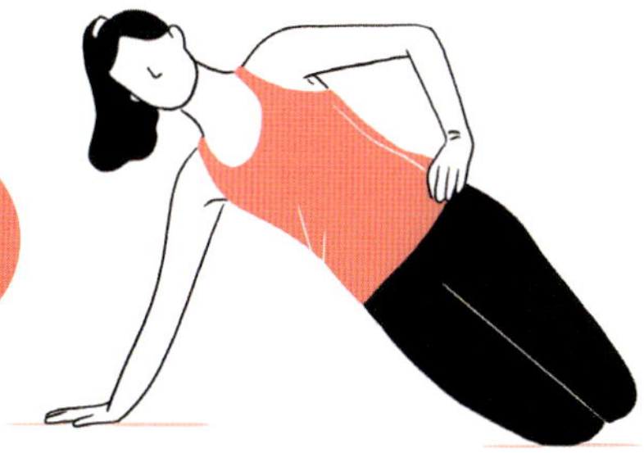

A

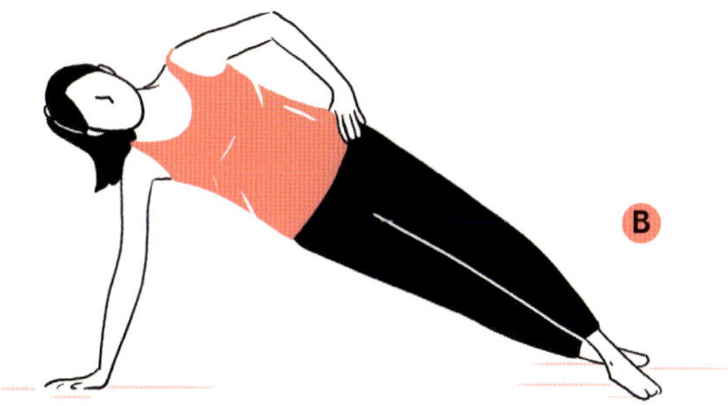

B

Sur la main

▶ Genoux pliés : réalisez le même exercice, assise sur votre côté droit, en appui sur votre main cette fois-ci, alignée à l'épaule. Enroulez l'omoplate sous l'aisselle. Répétez 3X. (A)

▶ Jambes tendues : toujours sur la main, maintenez la position 5s. ou 10s. et reposez en freinant. Répétez 3X et changez de côté. (B)

Side bend

▶ Sur le coude, jambes tendues : soulevez les hanches et abaissez-les sans toucher le sol. Répétez 3X.

▶ Même exercice sur la main. Répétez 3X.

▶ Changez de côté.

Si c'est trop difficile avec les jambes tendues: pliez les jambes et placez-vous en appui sur les genoux.

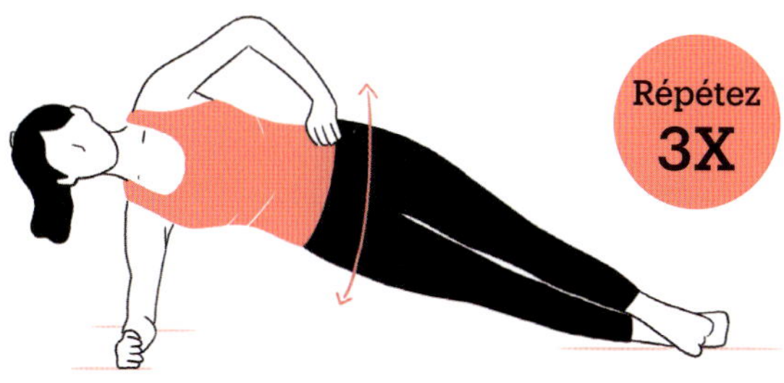

Répétez 3X

SÉANCE 2 : 15 MIN

Continuez à bosser le haut du corps et dites adieu aux ailes de Batman !

1. HUNDRED
#AQUACARDIO

▶ Réalisez le même exercice que dans la séance 1 p. 22, mais cette fois-ci placez vos jambes soit comme soit A comme B (pour plus de difficulté) sans creuser le bas du dos.

▶ Maintenez cette position jusqu'à atteindre les 100 battements de bras.

Posez la tête si votre cou vous fait mal.

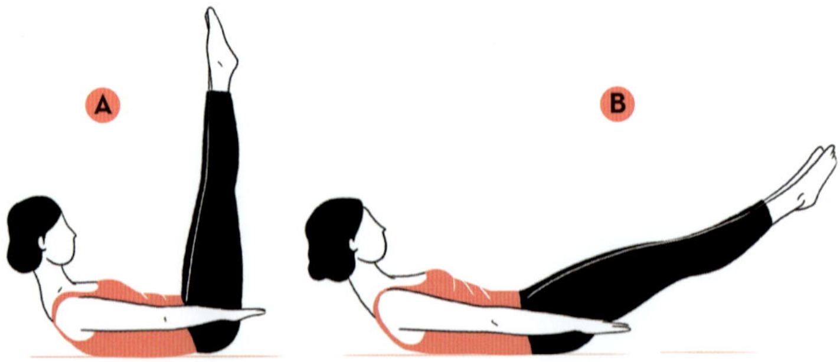

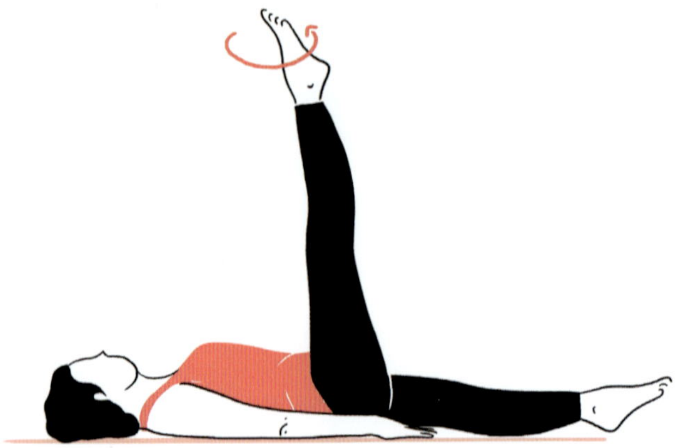

2. SINGLE LEG CIRCLE
#BELLESGAMBETTES

▶ Même exercice que p. 22, mais la jambe droite est tendue vers le plafond, en légère rotation externe - les orteils vers la droite – et la jambe gauche tendue au sol.

Si c'est trop difficile, pliez la jambe au sol comme précédemment.

▶ Réalisez les cercles, mais cette fois-ci avec un élan rapide sur le retour de la jambe. Répétez 5 fois et changer de sens. Commencez par dessiner des petits cercles, en stabilisant le bassin au sol puis grandissez-les.

▶ Même chose avec l'autre jambe !

3. ROLL OVER MODIFIÉ
#ABDOSAUTAQUET

▶ Position allongée sur le dos, jambes tendues au plafond à 90° en V Pilates, bras le long du corps qui pressent le sol activement.

▶ Appliquez le scoop et le zip de la fermeture Éclair des talons jusqu'au périnée.

Imaginez qu'un plateau est posé à plat sur vos pieds et soulevez-le pour aller toucher le plafond sans rien renverser !

▶ Inspirez, soulevez le bassin en enroulant le coccyx vers les talons, jambes à la verticale comme pour aller toucher le plafond.

▶ Expirez, reposez le bassin en freinant.

« Plus les jambes restent perpendiculaires au sol, plus l'effort abdominal est intense ! ***Accrochez-vous !*** »

Répétez 5X

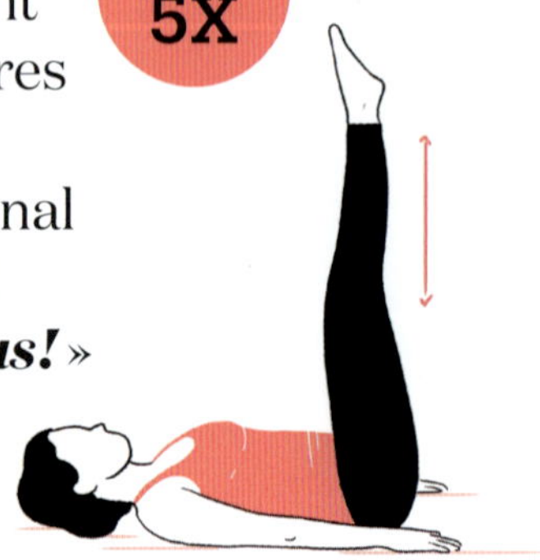

4. SINGLE LEG STRETCH

#CHOPETONTIBIA

▶ Réalisez le même exercice p. 23.

▶ Pliez la jambe droite, allongez la jambe gauche et changez de jambe en tirant le genou vers l'oreille à chaque répétition.

La jambe qui est tendue est alignée à votre regard, plus vous progresserez plus cette jambe s'abaissera.

▶ **Répétez 5X de chaque côté.**

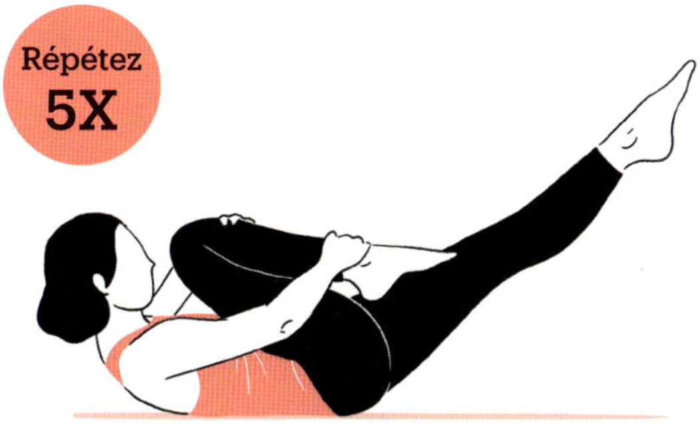

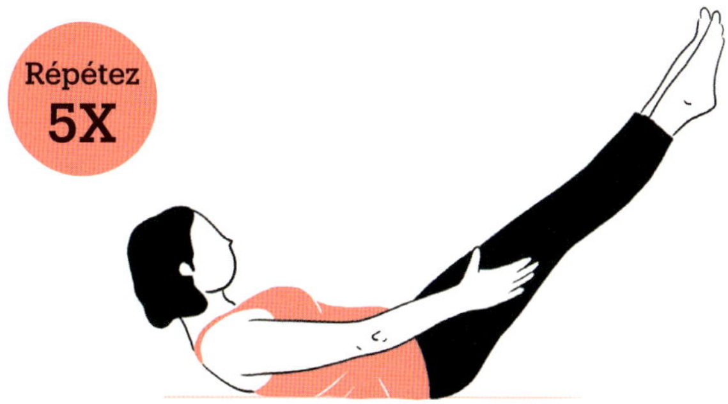

5. DOUBLE LEG STRETCH

#OBJECTIF1M80

▶ Réalisez le même exercice que lors de la séance 1 p. 23.

▶ Serrez l'intérieur des cuisses ensemble quand vous tendez les jambes pour soutenir le bas du dos.

▶ Reposez la tête au sol si vos cervicales vous font mal.

▶ Veillez à rester stable au niveau du torse en répétant l'exercice.

6. SHOULDER BRIDGE

#BOOTYONTOP

▶ Allongez-vous sur le dos, les genoux pliés, pieds écartés de la largeur du bassin. Les bras de chaque côté du corps, qui pressent fermement le sol. Scoop activé !

▶ Inspirez, montez le bassin en dos plat.

▶ Allongez la jambe droite vers le plafond et connectez l'intérieur des cuisses comme si vous teniez une feuille de papier entre les cuisses.

▶ Expirez, abaissez la jambe pied flex avec l'intention d'aller toucher le sol sans baisser le bassin.

▶ Inspirez remontez la jambe, pied pointé. 5X ce kick jambe droite, 5X de l'autre côté, sans reposer les hanches !

▶ **Répétez 5X de chaque côté.**

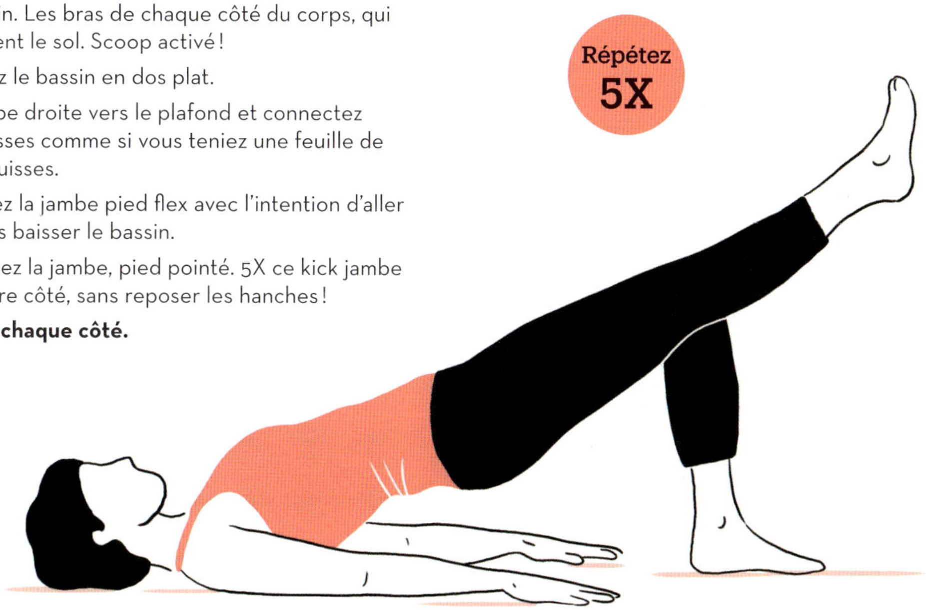

7. SWAN

#STRECHTESABDOS

▶ Même exercice que p. 34.

Ne cherchez pas la hauteur dans cet exercice mais la longueur de la colonne vertébrale. Les bras peuvent rester pliés, car la priorité est de garder les épaules basses.

Répétez **3X**

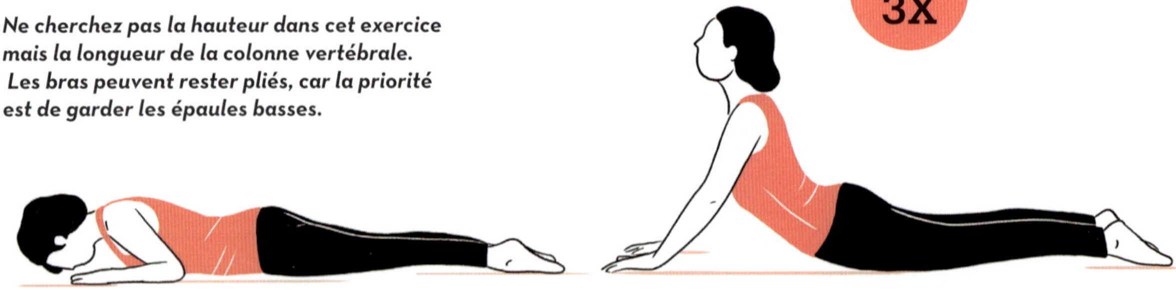

8. SINGLE LEG KICK

#KICKYOURASS

▶ Prenez la position « sphinx » comme p. 34. Pubis reste au sol, nombril soulevé.

▶ Inspirez, pliez le genou droit en le décollant à peine en effectuant 2 battements du talon vers la fesse. Gardez le talon dans l'alignement de l'ischion et la hanche en place (ne la soulevez pas en pliant la jambe).

▶ Expirez, reposez la jambe au sol.

▶ **Répétez 5X de chaque côté.**

Répétez **5X**

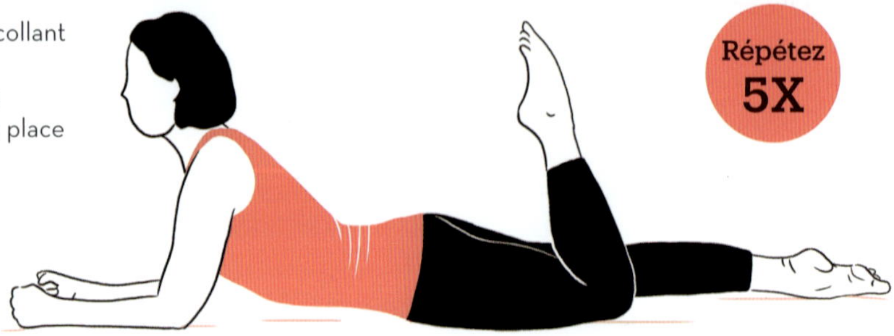

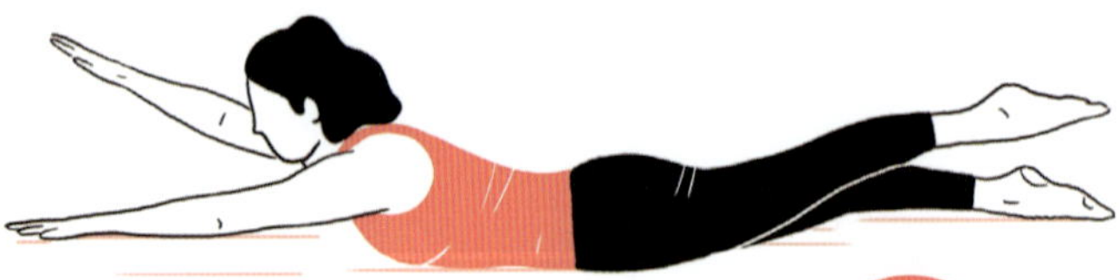

Répétez **3X**

« La clé pour y arriver? Garder le contrôle à partir de votre centre abdo et engager les fessiers pour protéger le bas du dos. ***Vous y êtes !*** »

9. SWIMMING (préparation)

#OBJECTIF1M95

▶ Allongez-vous sur le ventre, front au sol, bras tendus au-dessus de la tête, paumes de mains face au sol, jambes serrées en V Pilates.

▶ Inspirez, appliquez le scoop, étirez le bras droit et la jambe gauche dans les sens opposés et soulevez-les au-dessus du tapis. Restez 5s, la tête se soulève également.

▶ Reposez en expirant.

▶ Changez de bras et de jambe.

▶ **Répétez 5X de chaque côté.**

Pour les warriors : soulevez tout en même temps !

10. ARM SERIES
#POPEYEISBACK

▶ Attrapez des haltères, des bouteilles d'eau ou de grosses boîtes de conserves (500 g).

▶ Posture de départ : debout en V Pilates.

Biceps curl

▶ Bras tendus devant vous, une haltère dans chaque main, les paumes de mains orientées vers le plafond.

▶ Inspirez, pliez les coudes.

▶ Expirez, tendez les bras. L'intention est dans les muscles des biceps, pas dans vos coudes (ils restent alignés à vos épaules).

Bonus : faites le même exercice en ouvrant les bras sur les côtés.

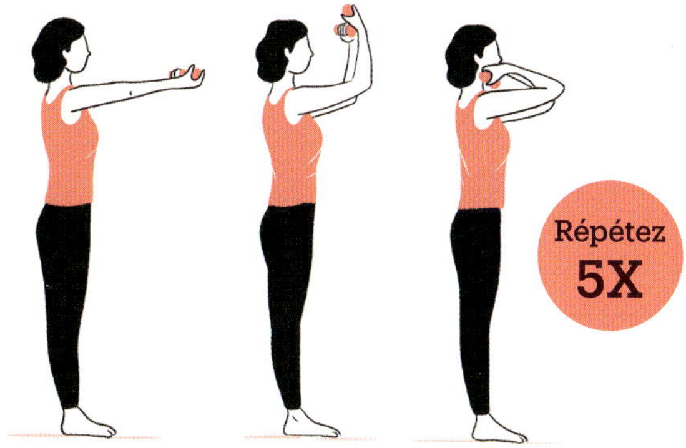

Up & Down

▶ Paumes de mains sont orientées vers le sol. Inspirez, soulevez les bras tendus devant vous, à hauteur d'épaules.

▶ Expirez, abaissez en freinant, comme si vous pressiez des ballons placés sous vos aisselles.

Bonus : faites le même exercice en ouvrant les bras sur les côtés. Soulevez les bras à hauteur d'épaules. Résistez toujours lors de la descente des bras.

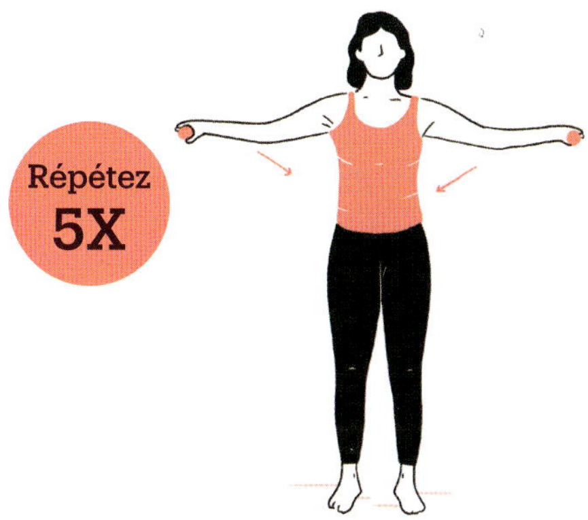

Triceps

▶ Genoux pliés, pieds parallèles, buste incliné vers l'avant, bras repliés avec les coudes vers le plafond, plus hauts que la cage thoracique. Poignets alignés sous vos épaules.

▶ Inspirez, tendez les bras en gardant les coudes immobiles.

▶ Expirez, repliez les coudes. Le scoop du ventre est activé !

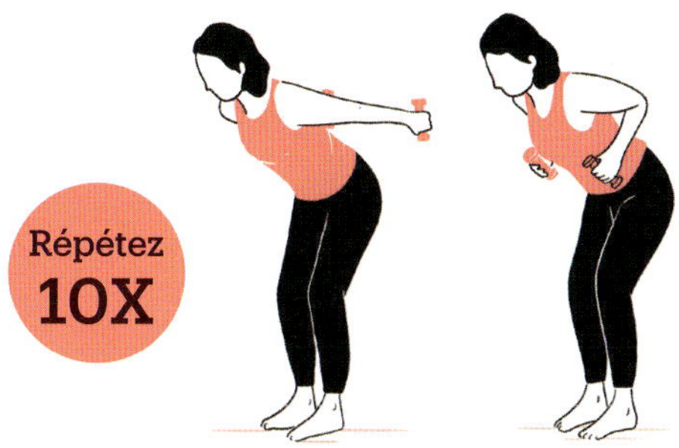

Arm circles

▶ Bras le long du corps. Commencez par faire des petits ronds avec vos bras en les soulevant devant vous, jusqu'au plafond. Imaginez que les ronds partent des épaules, pas des poignets ni des avant-bras.

▶ Faites 10 mouvements en montant, 10 en abaissant vos bras.

▶ Changez le sens des cercles quand vous abaissez les bras.

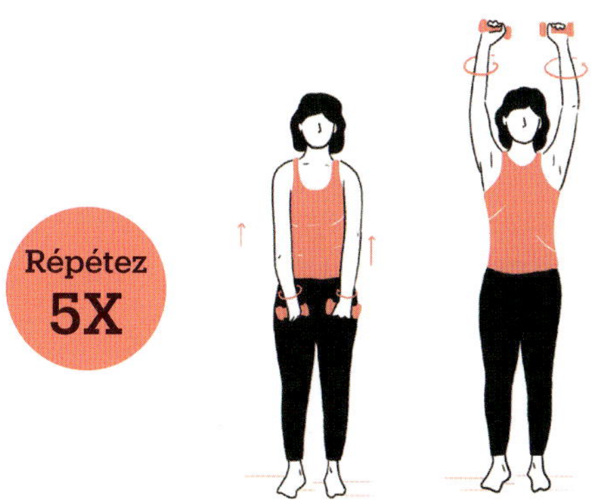

« Ça pique?
C'est normal! »

SÉANCE 3 : 30 MIN

Condensez les apprentissages des 2 séances précédentes et rajoutez de nouveaux exos. Cachez votre joie !

1. HUNDRED

#AQUACARDIO

▶ Réalisez le même exercice que p. 44.

▶ Maintenez cette position jusqu'à atteindre les 100 battements de bras.

Posez la tête si votre cou vous fait mal.

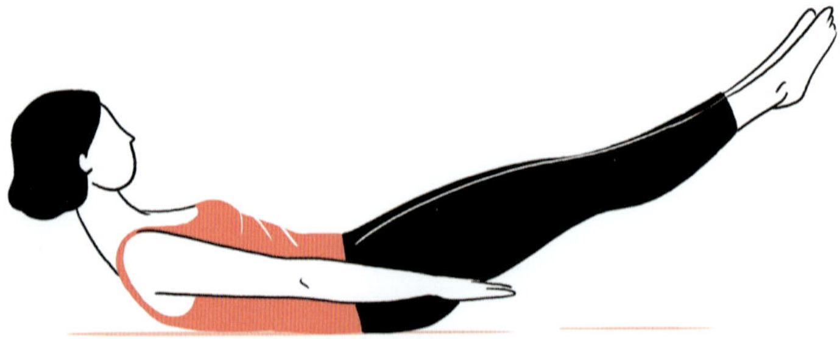

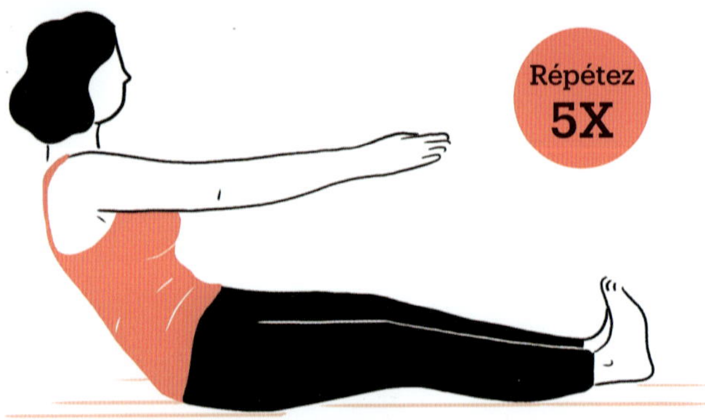

Répétez 5X

2. ROLL UP

#AVALETONOMBRIL

▶ Allongez-vous sur le dos, les jambes tendues en V Pilates.

▶ Inspirez, soulevez les bras vers le plafond.

▶ Expirez, remontez : abaissez les bras et tendez les jambes. Scoopez vos abdos. Imaginez passer au-dessus d'un gros ballon.

▶ Expirez, roll down une vertèbre après l'autre. Pieds flex. Gardez les talons et les cuisses au sol.

Si c'est trop difficile, restez sur les Good morning roll up p. 31 (avec une inspiration pour remonter).

3. ROLLING LIKE A BALL

#LIKEAROLLINGSTONE

▶ Asseyez-vous sur le bord avant du tapis : bras autour des tibias, mains sur les chevilles, genoux vers les oreilles, taille haute. Regard intérieur cuisses.

▶ Inspirez, roulez en arrière jusqu'en haut du dos.

▶ Expirez, absorbez le ventre et poussez les tibias dans les mains pour revenir dans la position initiale.

Ne faites pas cet exo si vous avez mal au dos.

Répétez 5X

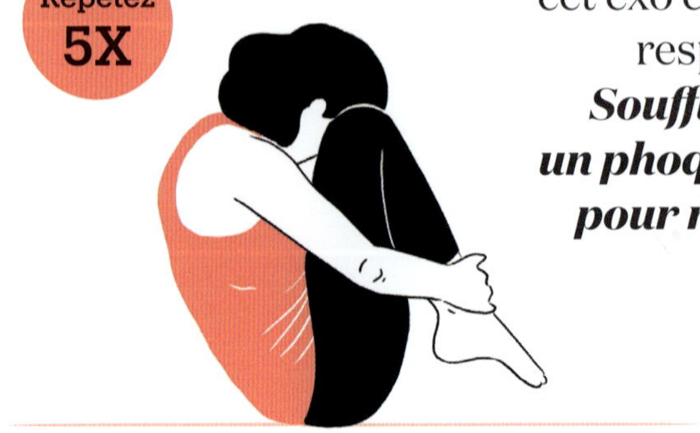

« La clé pour réussir cet exo c'est l'élan et la respiration ! ***Soufflez comme un phoque au retour pour remonter !*** »

4. SINGLE LEG STRETCH

#ABDOSONFIRE

▶ Réalisez le même exercice que p. 27.

« ***Soyez de plus en plus stable*** à chaque répétition d'exercice. »

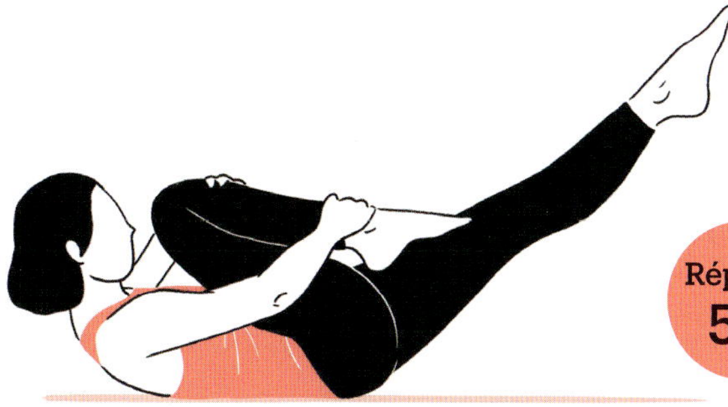

Répétez
5X

5. DOUBLE LEG STRETCH

#OBJECTIF1M80

▶ Réalisez le même exercice que p. 32.

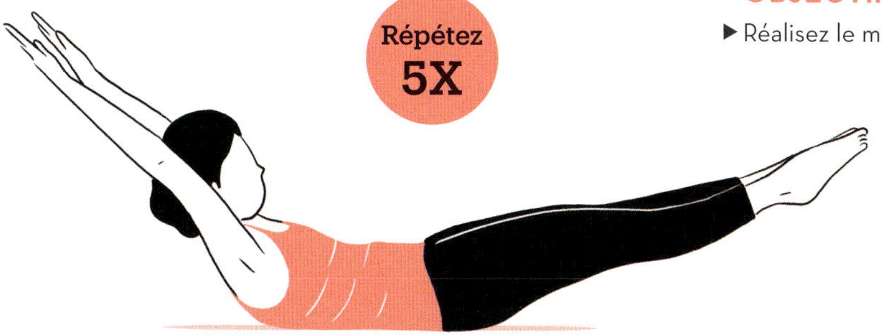

Répétez
5X

« ***Visualisez toujours que des racines*** vous ancrent dans le sol au niveau du ventre. »

6. DOUBLE LEG LOWER LIFTS

#6PACK

▶ Mains derrière la tête, soulevez le haut du dos en enfonçant les côtes basses dans le tapis. Regard vers le nombril.

▶ Inspirez, abaissez les jambes sans creuser le bas du dos. Gardez les jambes serrées pour stabiliser les lombaires (V Pilates).

Imaginez des ressorts autour de vos chevilles, reliés à un mur derrière vous. Sentez cette résistance.

▶ Si c'est trop difficile : posez la tête au sol, placez les mains sous les fesses.

▶ Expirez, creusez le bas du ventre et ramener les jambes à la verticale. Aspirez la peau de l'intérieur des cuisses.

« ***Avec ça,*** dites adieu aux fesses molles ! »

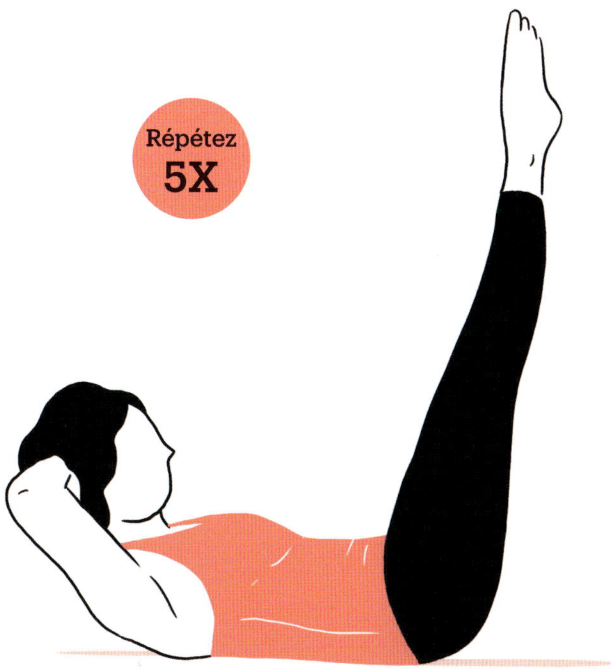

Répétez
5X

7. CRISS-CROSS

#OBLIQUESAUTOP

▶ Croisez vos mains derrière la tête, les coudes écartés, tête et omoplates décollées. Votre genou droit est replié sur la poitrine et votre jambe gauche tendue à 45°.

▶ Inspirez et ramenez l'aisselle gauche vers le genou droit en gardant les coudes écartés et au-dessus du tapis.

▶ Pour ressentir davantage les obliques, pensez à ramener le creux de l'aisselle vers le pli de l'aine opposé en relevant bien les épaules du tapis. Il est important de garder le bassin stable dans le sol et de tourner autour de l'axe central de la colonne vertébrale : il ne s'agit pas de tanguer d'un côté ou de l'autre. Cimentez bien le bassin au sol !

▶ Expirez et changez de côté en gardant les coudes bien écartés. Le regard derrière votre coude vers le sol pendant la rotation de façon à accentuer le travail des obliques.

▶ **Répétez 5X de chaque côté.**

Répétez 5X

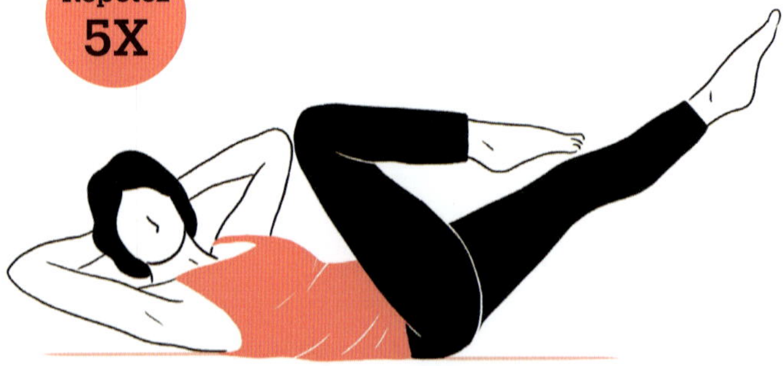

« ***Imaginez votre bas du dos et votre bassin collés à votre tapis*** pour rester bien stable. »

8. SPINE STRETCH FORWARD

#AVALETONSCOOP

Répétez 5X

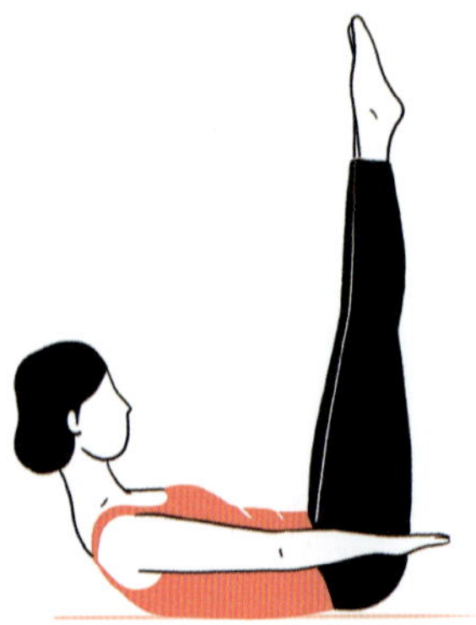

▶ Asseyez-vous, jambes écartées largeur du tapis. Bras parallèles au sol. Inspirez, grandissez-vous.

▶ Faites glisser les bras au-dessus d'un gros ballon pour vous y enrouler (« C- curve) et étirez le dos vers l'avant en soulevant l'estomac vers la colonne.

▶ Sentez le bas du dos s'ouvrir et expirez 3 ou 4 fois.

▶ Inspirez, remontez une vertèbre après l'autre.

9. CORKSCREW

#HULAHOOP

▶ Réalisez le même exercice que p. 33.

« ***Qui a dit*** que le Pilates était un sport mou ? »

Répétez 5X

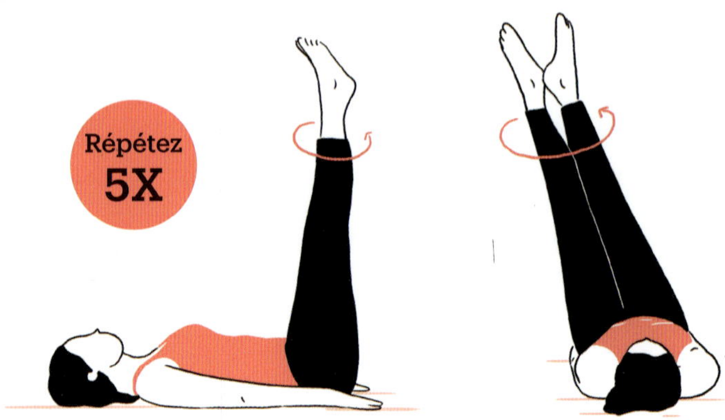

10. SAW

#COUPEDUBOIS

▶ Réalisez le même exercice que p. 34.

▶ **Répétez 5X de chaque côté.**

Pour les warriors : soulevez tout en même temps !

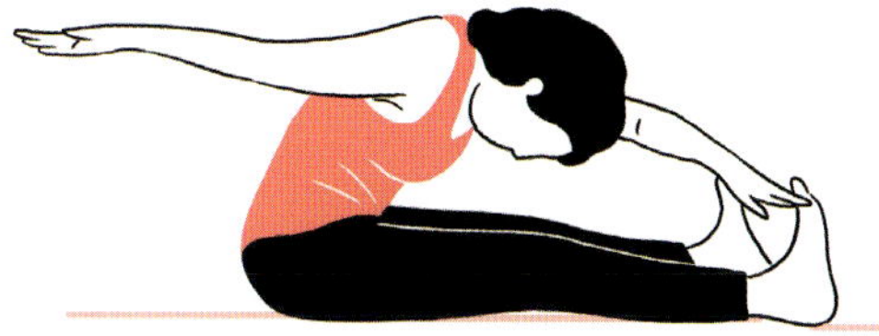

Répétez
5X

« Améliorez-vous
à chaque fois que vous
répétez un exercice. »

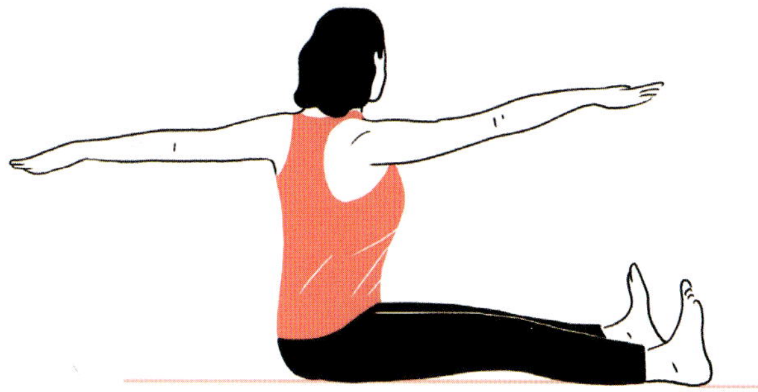

11. SWAN

#STRECHDUVENTRE

▶ Réalisez le même exercice que la p. 34.

▶ **Répétez 3X.**

Ne faites pas cet exercice si vous ressentez des douleurs dans le bas du dos.

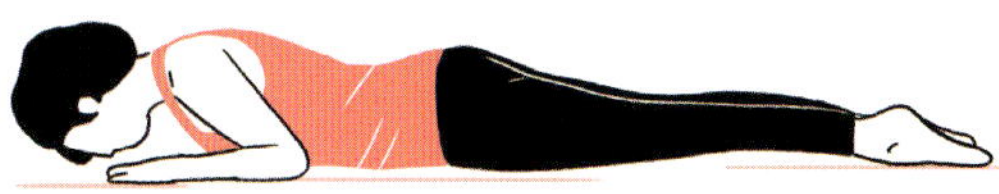

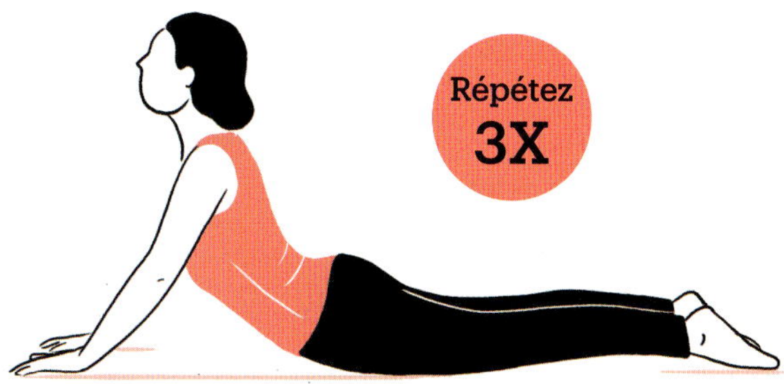

Répétez
3X

Répétez
5X

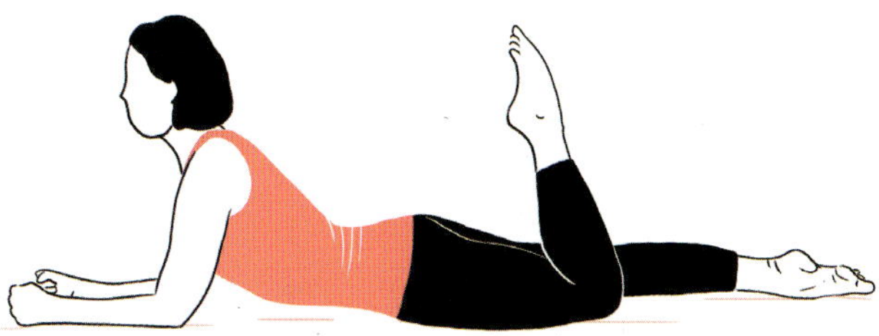

12. SINGLE LEG KICK

#KICKYOURASS

▶ Mettez-vous en position de « sphynx », sur les avant-bras et repoussez le sol sous vous, les jambes serrées. La poitrine en avant, roulez les épaules vers l'arrière, tirez l'estomac vers le plafond.

▶ Levez la jambe, sans bouger le bassin. Donnez deux kicks avec le talon vers la fesse, reposez la jambe. Votre poitrine et votre ventre sont soulevés vers le plafond. Ne vous écroulez pas sur vos bras !

▶ Changez de jambe.

▶ **Répétez 5X de chaque côté.**

Pour diminuer la pression sur les lombaires, le cou et les épaules, vous pouvez vous allonger sur le ventre, la tête posée sur les mains. Limitez l'amplitude de la flexion de la jambe si vous ressentez de l'inconfort au niveau du genou.

13. DOUBLE LEG KICK (préparation)

#MERMAIDSTYLE

▶ Allongez-vous sur le ventre, les jambes serrées comme dans une queue de sirène, une joue posée au sol.

▶ Attrapez vos coudes, écrasez l'os du pubis dans le sol et soulevez les abdos du tapis (mode scoop activé.

▶ Inspirez, pliez les genoux vers les fesses et donnez 3 kicks. Pour ressentir les fessiers et les ischio-jambiers, il faut plier les genoux en les soulevant vers le plafond (au-dessus du sol).

▶ Expirez, tendez les jambes vers le sol en soulevant le haut du dos. Le regard est loin devant vous. Les omoplates se rapprochent, la cage thoracique s'ouvre vers l'avant. Scoopez à fond pour ne pas vous faire mal dans le bas du dos et appuyez les coups de pied au sol.

▶ Reposez l'autre joue au sol, en repliant les jambes. Arrondissez le dos pour venir vous mettre en position de repos.

Ne faites pas cet exercice si vous ressentez des douleurs aux genoux, au dos ou aux épaules.

Répétez
3X

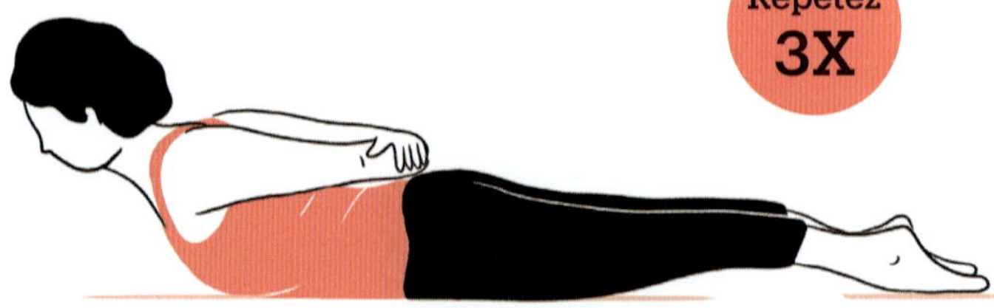

« ***Allez courage,*** votre corps va vous remercier. »

Répétez
5X

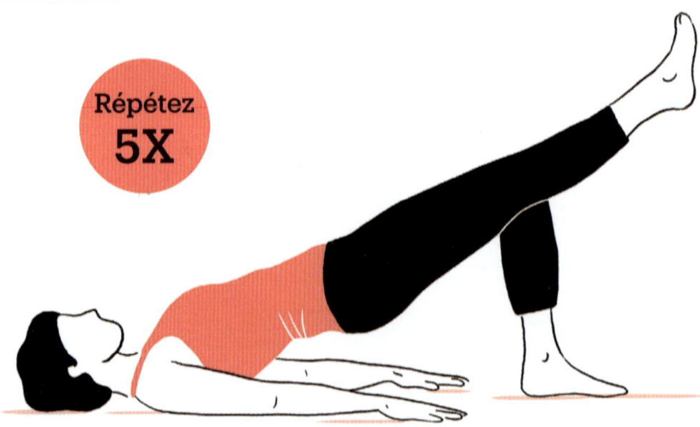

14. SHOULDER BRIDGE

#BOOTYONTOP

▶ Réalisez le même exercice que p. 45.

▶ 5 kick jambe droite, 5 de l'autre côté, sans reposer les hanches.

▶ **Répétez 5X de chaque côté.**

15. SIDE LEG FRONT / BACK

#KICKSIDE

▶ Réalisez le même exercice que p. 35.

Enchaînez directement la même jambe avec les Side Leg Circles de la page suivante.

Répétez
3X

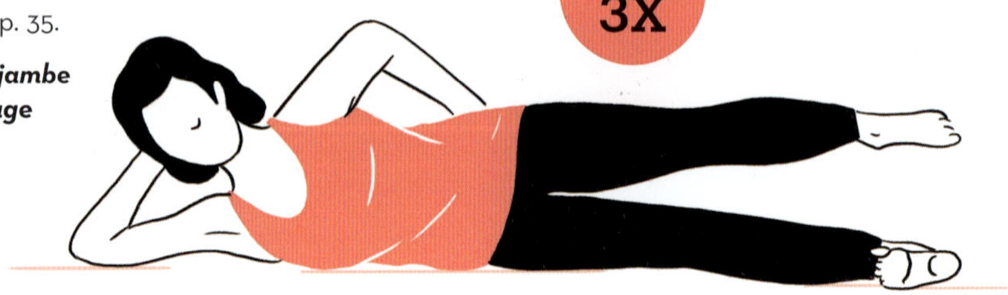

16. SIDE LEG CIRCLES

#BOUGETONCERCEAU

▶ Enchaînez le dernier exercice de la page précédente et celui-ci et répétez avec l'autre jambe.

▶ Mettez vos jambes en V Pilates, dessinez des cercles avec le pied de façon dynamique. Tournez dans un sens, puis changez de sens.

▶ **Répétez 5X de chaque côté.**

Répétez
5X

« ***Visualisez un petit cerceau*** que vous faites tourner autour de votre cuisse ! »

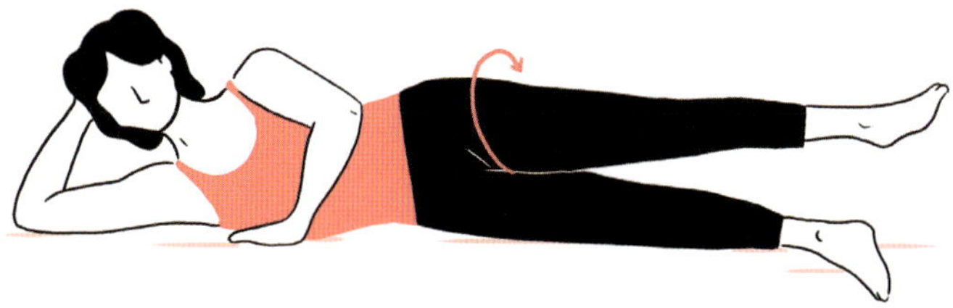

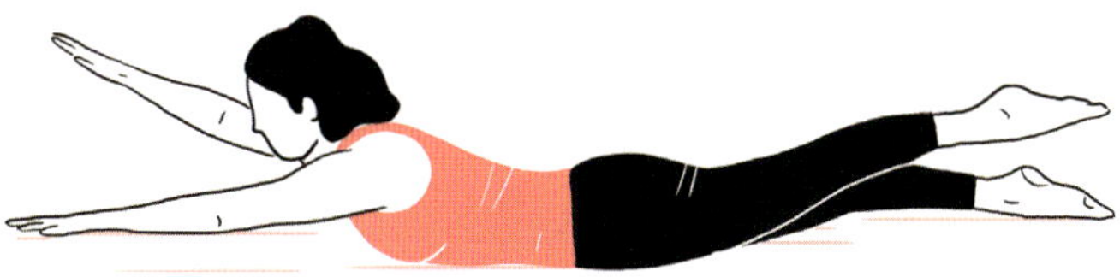

17. SWIMMING PRÉPARATION

#OBJECTIF1M95

▶ Réalisez le même exercice que p. 46.

18. TEASER (préparation)

#AVALETESABDOS

▶ En position « poussin », les genoux repliés sur la poitrine, attrapez l'arrière de vos cuisses et scoopez vos abdos. (A)

▶ Inspirez et enroulez la tête, le menton vers la poitrine, soulevez les épaules et tendez les deux jambes en V PILATES pour remonter en position TEASER, le ventre rentré. Soutenez vos jambes par vos abdos, comme si elles débutaient au milieu du ventre, pas aux hanches (pour plus de légèreté) ! (B)

▶ Expirez, repliez les jambes et les bras pour redescendre en position de départ.

Bonus : lâchez vos jambes et placez vos bras parallèles à vos cuisses. Maintenez le plus longtemps possible.

Répétez
5X

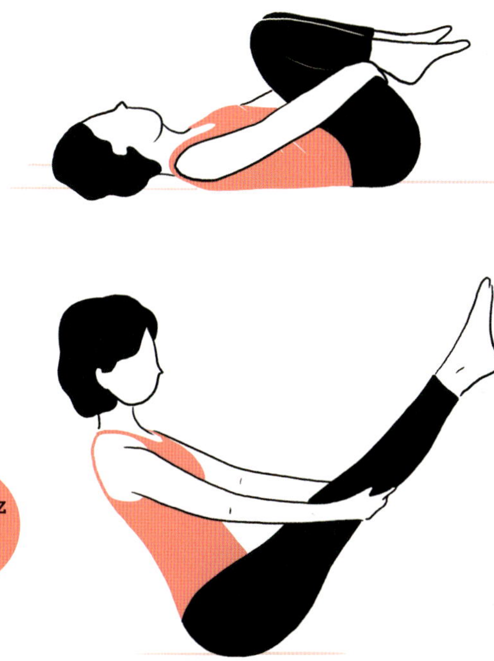

A

B

Ces exos sont à éviter si vous avez mal aux poignets ou aux épaules.

19. LEG PULL FRONT (préparation)

#PAYETONSKATE

▶ Mettez-vous en position planche : mains sous les épaules, ventre scoopé, repoussez le sol sous vous. Jambes en V Pilates, squeezez l'arrière de vos cuisses. Vous êtes une barre de fer ! Ne laissez pas tomber votre tête en regardant vos pieds.

▶ Transférez le poids du corps vers l'arrière en enfonçant les talons, puis vers l'avant en passant sur les demi-pointes comme si vous étiez sur une planche de skate qui avance et qui recule. Le mouvement s'initie depuis le centre et ne part pas des chevilles.

▶ **Répétez 2 ou 3X pour échauffer les tendons.**

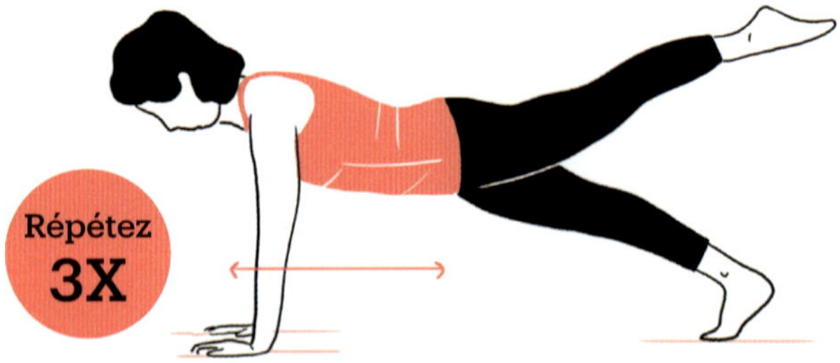

▶ Soulevez une jambe à partir de vos abdos et de l'arrière des cuisses et restez 3s. Changez de jambes.

▶ **Répétez 3X de chaque côté.**

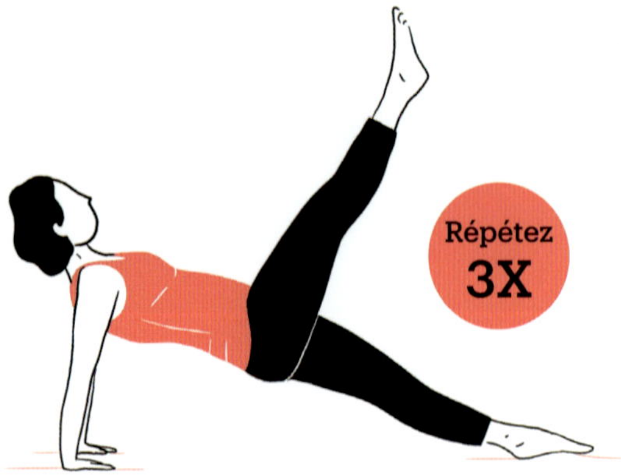

Abaissez les hanches au sol pour terminer et secouez les poignets pour relâcher d'éventuelles tensions.

20. LEG PULL BACK (préparation)

#DANSEUSEÉTOILE

▶ Enfoncez les talons et les paumes de main pour soulever les hanches et serrez l'intérieur des cuisses. Vous formez une belle ligne diagonale entre vos épaules vos hanches et vos talons. Répétez 5X.

▶ Inspirez, soulevez la jambe droite du sol, aussi haut que possible, sans baisser les hanches.

▶ Expirez, reposez la jambe au sol en freinant.

▶ Inspirez, soulevez la jambe gauche du sol, en enfonçant bien l'autre talon et en gardant les hanches liftées.

▶ Expirez, reposez la jambe lentement au sol en retenant cette jambe.

▶ **Répétez 3X de chaque côté.**

21. PUSH UP

#COSTAUDBISCOTO

▶ Mettez-vous à quatre pattes : inspirez, pliez les coudes de chaque côté de la cage thoracique, en les pointant vers l'arrière pour descendre la poitrine vers l'avant du tapis. (A)

▶ Expirez et repoussez le sol sous vous pour revenir à quatres pattes. Les omoplates ne se rapprochent pas. Le mouvement vient des coudes. Descendez moins bas pour ressentir correctement les triceps et les côtés de votre cage thoracique. Répétez 3X. (B)

▶ Terminez en position de repos, assise sur vos talons. Restez quelques instants dans cette position pour intégrer les mouvements de cette routine.

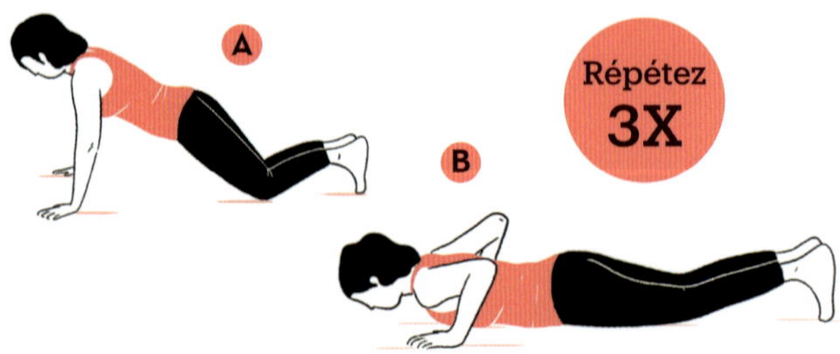

Version jambes tendues pour les plus costauds : centre engagé, intérieur et arrière des cuisses actifs. Répartissez votre poids sur les mains et les orteils. Le mouvement le plus difficile est celui de repousse le sol : expirez bien à ce moment-là pour utiliser ensemble les muscles abdos, ceux des épaules et des bras.

FAITES LE BILAN

Évaluez votre progression en répondant à ce test.

HUNDRED

❑ Je fais l'exercice avec les jambes tendues à 45° (ou un angle qui permet de ne pas creuser le dos) pendant au moins 50 battements.

❑ Je suis capable de maintenir une tête et des épaules soulevées, un dos plat, un ventre scoopé durant tout l'exercice.

❑ J'arrive à faire 100 battements avec torse, tête et jambes stables.

ROLL UP

❑ Je remonte avec les jambes tendues sans soulever les pieds, 10 fois. Si vous avez encore du mal à remonter, placez vos mains à l'arrière des cuisses. Vous pouvez placer une balle ou un petit oreiller entre les chevilles pour stabiliser le bas du dos.

❑ J'arrive à rester 10s en plein milieu de la descente (roll down) ou de la remontée (roll up) sans m'écrouler ni soulever mes jambes.

❑ Je suis capable d'enchaîner 10 fois les roll up et roll down sans m'arrêter 10 ans sur le dos pour prendre un café.

SINGLE LEG CIRCLES

❑ Je dessine les cercles, tout en ayant la jambe au sol tendue.

❑ Je reste stable dans le haut du corps et au niveau du bassin pendant le mouvement des cercles qui sont de plus en plus grands.

❑ Je contrôle le mouvement de cercles à partir de mon centre et des adducteurs qui les guident.

ROLLING LIKE A BALL

❑ Je place mes mains derrière la tête et les coudes sur les genoux. Je roule en arrière en gardant les coudes et les genoux en contact. Bon courage !

❑ Je ne touche pas les pieds au sol au retour de la roulade.

❑ Je commence à allonger mes jambes en teaser (jambes et buste qui font la forme d'un V), bras vers le plafond, avant de rouler en arrière. C'est difficile, on s'accroche !

SINGLE LEG STRETCH

❑ Je reste stable dans le torse lors du changement de jambes.

❑ J'abaisse la jambe tendue au fil de ma progression, à 45° (tant que cette jambe est soutenue par mes abdos).

❑ Je suis capable de ramener le genou plus près de l'oreille à chaque changement de jambe. So souple !

DOUBLE LEG STRETCH

❑ J'abaisse les jambes au fil de ma progression, sans creuser le dos, à 45°.

❑ Je reste dans la position bras et jambes éloignées pendant 10s.

❑ Je suis capable de faire cet exercice 10 fois d'affilée (au lieu des 5 habituels). Easy !

SPINE STRETCH FORWARD

❑ Je conserve les hanches ancrées dans le sol lors de l'étirement de la colonne vertébrale vers l'avant.

❑ J'étire, au fil de ma progression, encore plus mes ischiojambiers en allongeant mes jambes.

❑ Je pose mes mains au sol et je suis capable de m'étirer le plus loin possible vers les chevilles en gardant la C-curve.

PLANCHE DYNAMIQUE

❑ Je suis capable de soulever une jambe sans creuser le dos pendant 10s. Pareil pour l'autre jambe.

❑ Je soulève mes talons et les abaisse 10 fois pour avancer et reculer en planche. Sans m'écrouler.

❑ En planche latérale, j'abaisse mes hanches vers le sol et les soulève 10 fois.

Vous avez encore un peu de mal? Entraînez-vous sur vos points faibles et faites à nouveau le point dans 1 semaine ou 2. Ne vous découragez pas, vous en êtes capable!

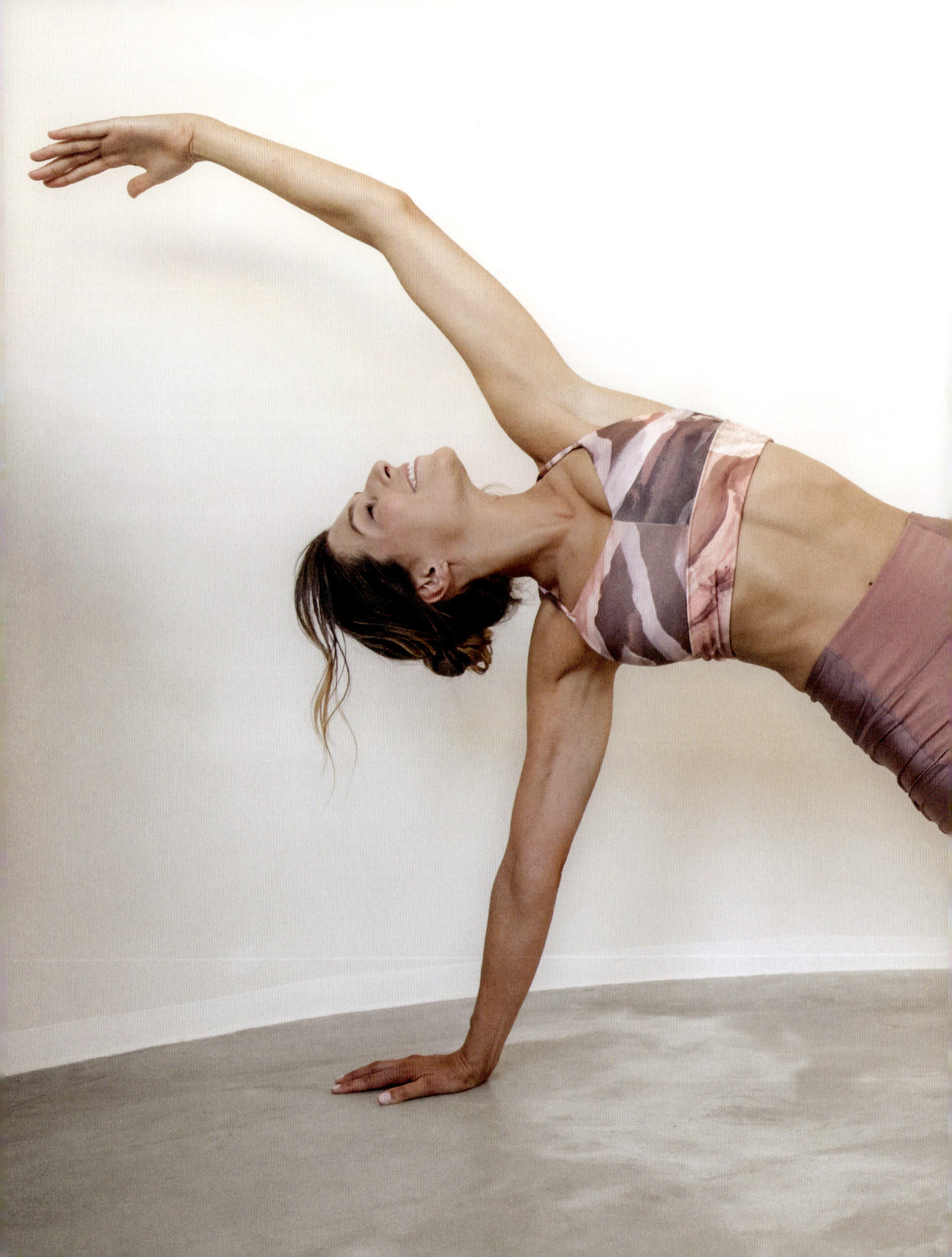

ÉTAPE 3

L'objectif : étirez-vous et trouvez l'équilibre parfait avec votre centre !

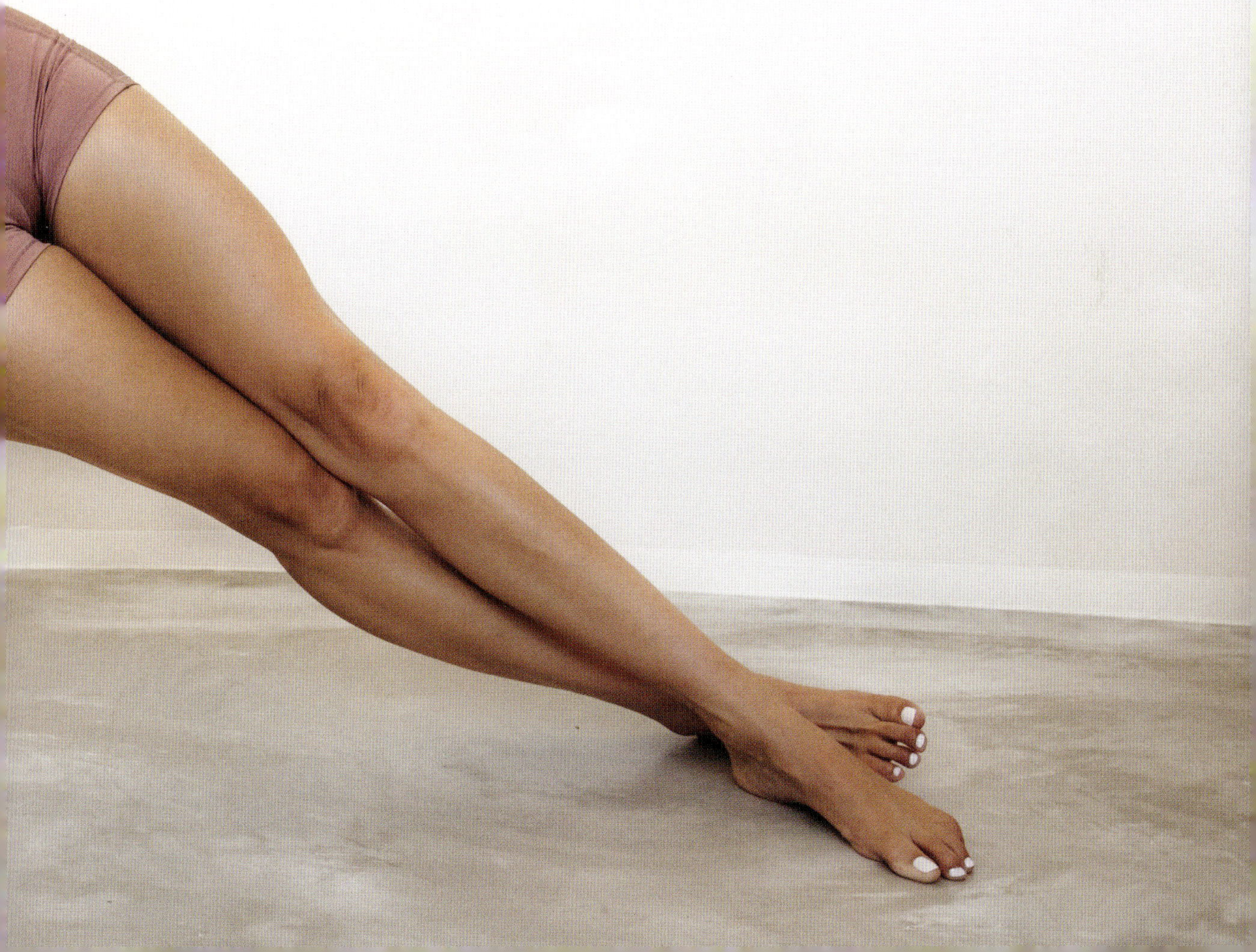

SÉANCE 1 : 15 MIN

Jouez à Élastique Girl avec chaque millimètre carré de votre corps pour gagner en souplesse.

1. BRAS UP/DOWN/SIDE

#STRECHOFTHEDAY

Up/down

▶ Tendez votre élastique (ou une vieille paire de collants), les bras écartés à la largeur de vos épaules. Inspirez, soulevez les bras vers le plafond, ventre scoopé et épaules basses. Ressentez l'étirement dans les deux sens. A

▶ Expirez, abaissez les bras avec une résistance, comme si vous étiez dans l'eau.

Roll down

▶ Inspirez, soulevez les bras au-dessus de votre tête, expirez, enroulez-vous vers vos pieds, comme si vous passiez au-dessus d'un gros ballon : le nombril aspiré ! Relâchez votre tête et secouez-la comme si vous disiez « non non non ». B

▶ Inspirez, les genoux pliés, à l'expiration : remontez doucement une vertèbre après l'autre.

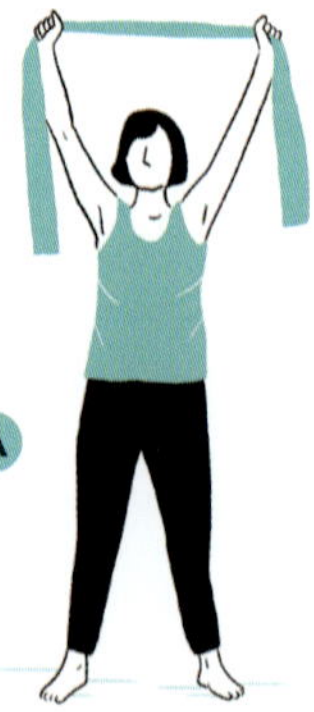

A

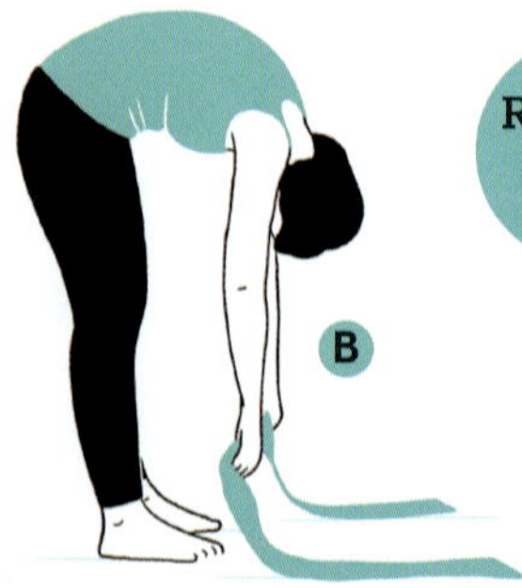

B

Répétez 3X

Side stretch

▶ Bras au plafond. Inspirez, soulevez les bras vers le ciel et plongez sur votre côté droit en soulevant vos côtelettes au plafond. Ouvrez ces côtes comme un accordéon ! C

▶ Revenez au centre. Même exo de l'autre côté.

▶ **Répétez 3X de chaque côté.**

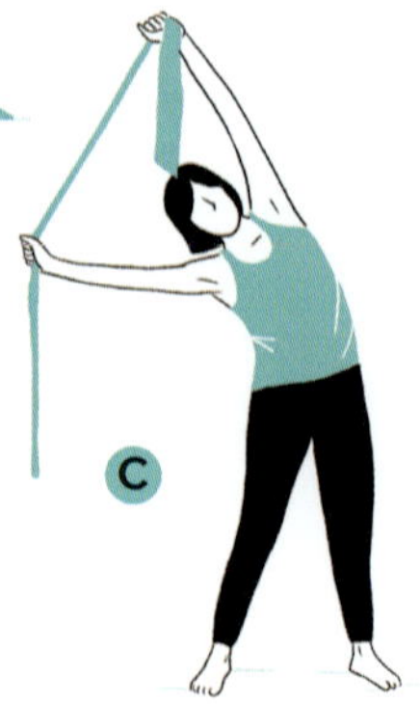

C

2. CHEST EXPANSION

#BOOBSUP

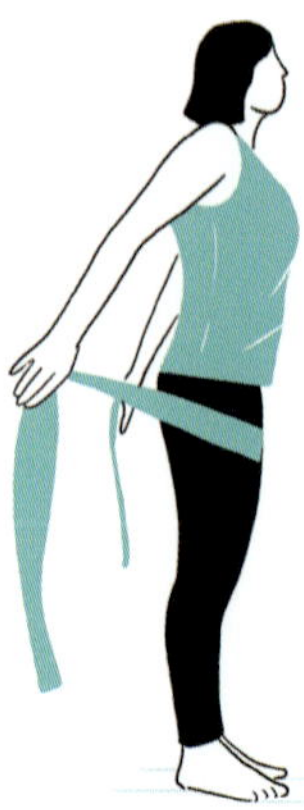

▶ Bras tendus devant vous, mains alignées à vos épaules. Jambes en V Pilates. Inspirez, abaissez les bras vers vos cuisses avec cette résistance imaginaire sous les bras et continuez à les tirer vers l'arrière (comme pour toucher le mur derrière vous). La bande presse fort les cuisses, qui repoussent la bande.

▶ Retenez le souffle : tournez la tête à droite, à gauche, revenez la tête au centre et expirez en remontant les bras devant vous (position de départ).

Pour + de challenge au niveau de l'équilibre : soulevez les talons en abaissant les bras contre les cuisses. Restez « en l'air » quand vous tournez la tête et reposez les talons en remontant vos bras.

Répétez 5X

3. SQUATS

#BOOTYDENFER

▶ Dos droit, mains contre les jambes, élastique en tension, jambes écartées plus larges que le bassin. Inspirez, pliez les genoux comme pour vous asseoir sur un tabouret tout en soulevant les bras au-dessus de la tête. Scoop des abdos.

▶ Expirez, remontez dos droit et abaissez les bras contre les cuisses.

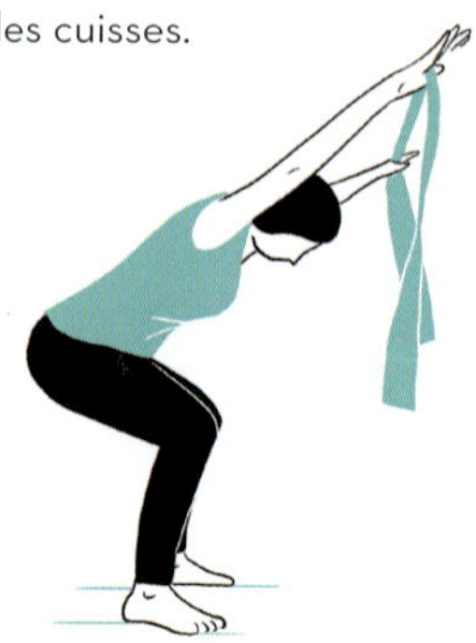

Répétez 5X

4. ROLL UP
#AVALETONNOMBRIL

▶ Allongée sur le dos, les jambes tendues en V Pilates. La bande est placée sous les voûtes plantaires.

▶ Inspirez, enroulez la tête avec le menton sur la poitrine.

▶ Expirez, remontez en scoopant vos abdos. Imaginez passer au-dessus d'un gros ballon. Restez en C CURVE.

▶ Allongez vos bras parallèles au sol en tirant l'élastique le plus loin possible vers l'arrière. Repliez les sans bouger les coudes.

▶ **Répétez 5X.**

▶ Expirez, roll down une vertèbre après l'autre. Pieds flex qui poussent la bande vers le bord avant du tapis. Gardez les talons et les cuisses au sol. Épaules basses.

▶ **Répétez 5X de chaque côté.**

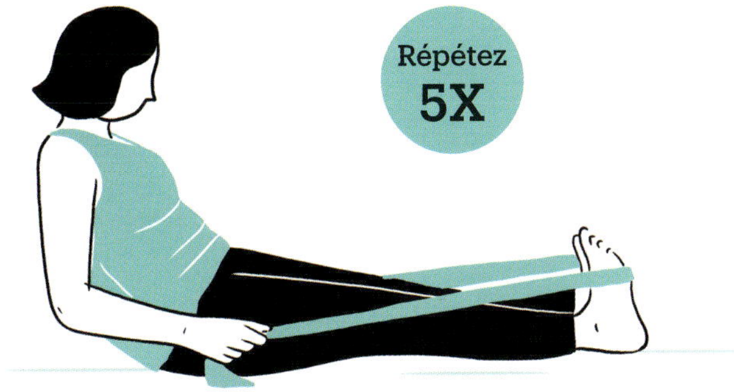

« Ne trichez pas,
je vous vois ! »

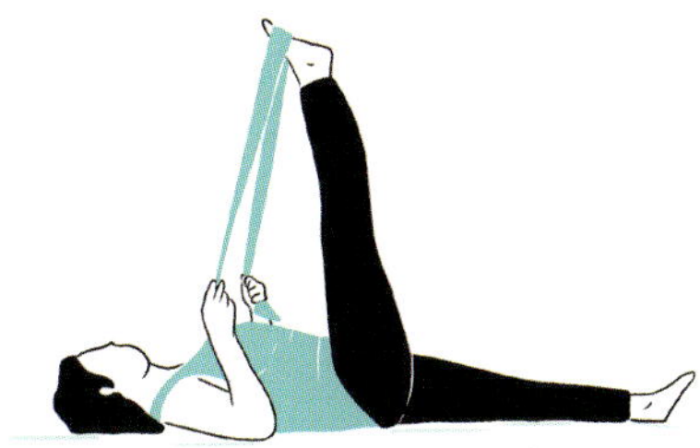

5. SINGLE LEG CIRCLES
#SWIMDANCE

▶ Réalisez le même exercice que p. 22 avec la bande sous le pied de la jambe soulevée, les coudes au sol collés contre la cage thoracique.

Si c'est trop dur, pliez la jambe au sol.

6. CORKSCREW
#PETITESIRENE

▶ Jambes longues en V Pilates à 90°, attrapez votre bande pour la placer sous vos pieds, coudes enfoncés au sol collés contre la cage thoracique. Inspirez, cerclez les jambes vers la droite, puis vers le sol sans creuser le bas du dos.

▶ Expirez en ramenant les jambes au centre. Dessinez des petits cercles pour commencer, des plus grands quand vous vous sentez plus à l'aise. Enfoncez les coudes au sol activement et repoussez cette bande avec vos pieds pour ressentir le stretch.

▶ Imaginez votre cage thoracique sanglée au sol, vous empêchant de décoller les omoplates du tapis.

▶ Recommencez de l'autre côté. Inspirez sur la première moitié du cercle vers le bas. Expirez sur le retour des jambes au centre.

Bonus : à la fin de chaque cercle, soulevez les hanches du sol comme pour aller toucher le plafond (bras actifs et scoop à fond)

▶ Attrapez les genoux sur la poitrine pour relâcher le bas du dos.

▶ **Répétez 5X de chaque côté.**

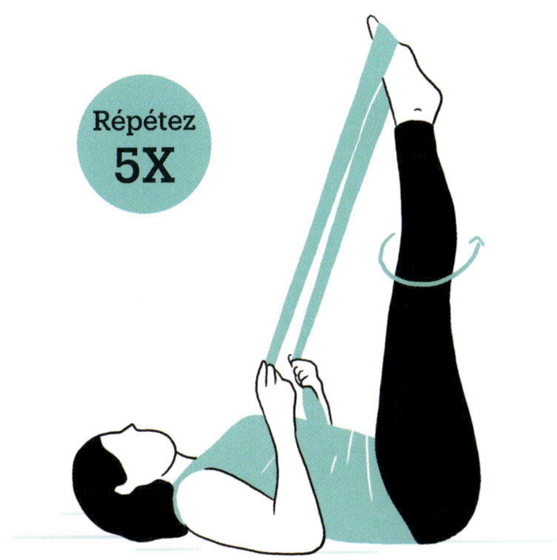

7. DOUBLE LEG STRECH
#MERMAIDSTYLE

▶ Placez votre bande sous les pieds et attrapez les extrémités. Vous êtes en position du poussin (genoux repliés sur la poitrine, tête et omoplates soulevées, mains sur les chevilles, regard à l'intérieur des cuisses).

▶ Inspirez, étirez les bras au-dessus de la tête dans un mouvement dynamique, et allongez les jambes simultanément à une hauteur qui permette de maintenir le bas du dos en contact avec le tapis. C'est le « 2 way stretch », l'étirement dans les 2 sens avec la bande. (vous souffrez ? C'est normal !)

▶ Expirez et ramenez les pieds vers le front en continuant à pousser la bande. Revenez dans la position de départ.

▶ Répétez en restant stable au niveau du torse. Gardez le smile !

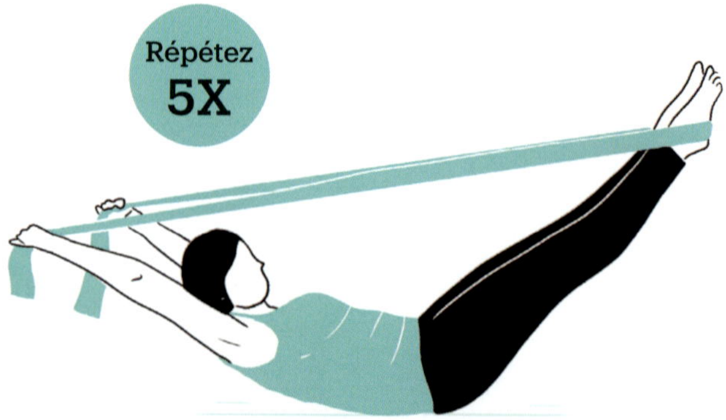

« Une position hyperrelaxante, vous ne trouvez pas ? »

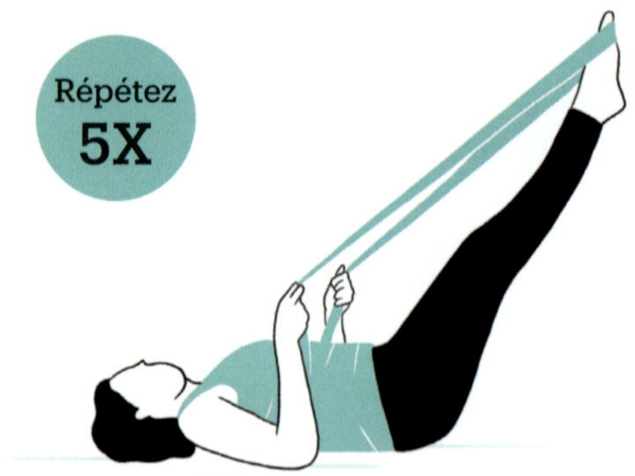

8. DOUBLE LEG LOWER LIFTS
#6PACK

▶ Placez votre bande sous les pieds, coudes au sol collés contre les côtes. Jambes en V Pilates, serrées et ventre scoopé. Inspirez, allongez les jambes vers le bas sans creuser le bas du dos. Poussez dans cette bande. Ressentez le ventre lifté, nombril « in & up » qui permet aux jambes de s'abaisser et de remonter.

▶ Expirez, ramenez les jambes à la verticale. Aspirez la peau de l'intérieur des cuisses.

9. SHOULDER BRIDGE
#BOOTYONFIRE

▶ Allongée sur le dos, le pied droit dans la bande, coudes collés au sol. Soulevez le bassin. La jambe droite est tendue vers le plafond, pied gauche actif qui repousse le sol. Scoop activé et adducteurs au taquet !

▶ Inspirez, abaissez la jambe droite vers le sol sans baisser le bassin.

▶ Expirez, remontez la jambe en position de départ pour repousser la bande vers le plafond.

À chaque répétition, allongez plus loin cette jambe en poussant dans la bande. Ressentez cette résistance qui va vous rendre bien ferme !

▶ **Répétez 5X pour chaque jambe.**

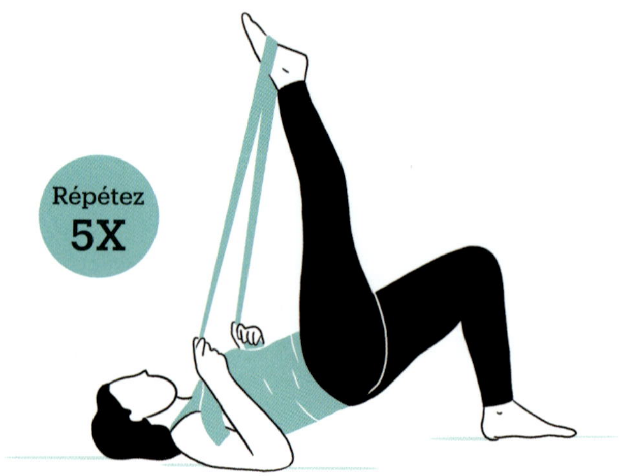

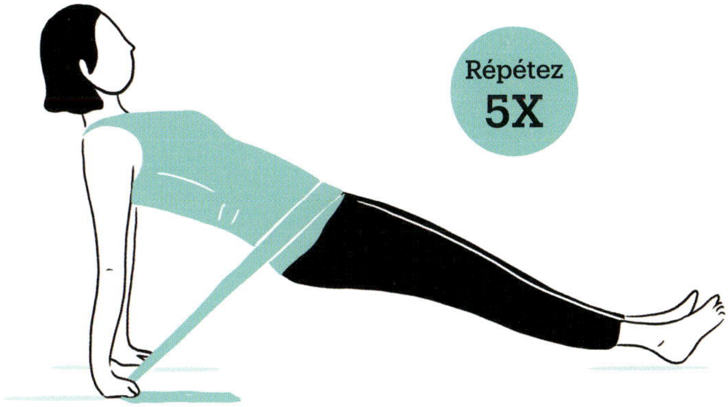

« *Pensez que vous êtes légère* comme une plume et souriez, *c'est facile!* »

10. PLANCHE INVERSÉE

#OUVRETONCŒUR

▶ En position assise, jambes tendues et serrées en V Pilates, bande sur le haut des cuisses, les mains pressent la bande au sol. Ventre scoopé. Enfoncez les talons et les mains.

▶ Inspirez, soulevez le bassin au plafond en poussant les hanches dans la bande. Vous formez une belle ligne diagonale de profil, des pieds jusqu'à la tête. Le regard vers le mur devant vous. Restez 5s (ou beaucoup plus). Ressentez l'ouverture de tout l'avant du corps et surtout de la cage thoracique.

▶ Expirez, reposez les hanches au sol en contrôlant.

11. PLANCHE SUR LE CÔTÉ

#ALIGNEMENTPARFAIT

▶ En position assise sur le côté droit, une extrémité de la bande coincée sous vos pieds, l'autre extrémité dans la main gauche, déposée sur vos genoux. Vous êtes en appui sur votre main droite, légèrement décalée par rapport à l'épaule. Ventre scoopé. Enfoncez les talons et les mains.

▶ Inspirez, tendez les jambes de façon dynamique et soulevez votre bras en même temps au-dessus de la tête. Vous êtes en planche latérale : la bande vous colle à la peau des orteils jusqu'au bout des doigts, pour ressentir le stretch dans les 2 sens. Restez 5-10s.

Si cette position est trop hard, vous pouvez plier le genou droit sous vous. Expirez, repliez les genoux et venez vous asseoir vers vos talons en contrôlant la descente.

▶ **Répétez 3X de chaque côté.**

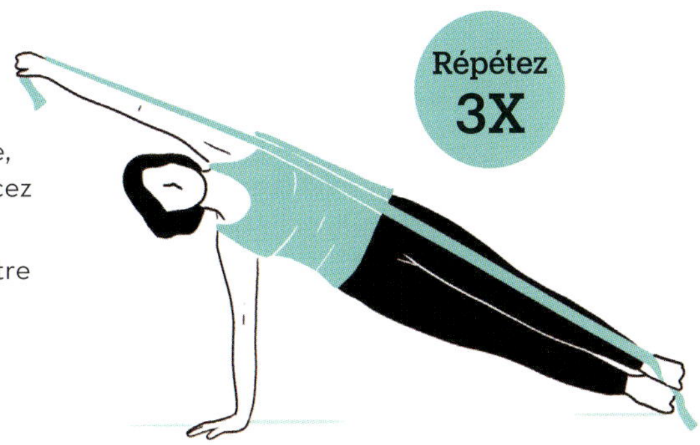

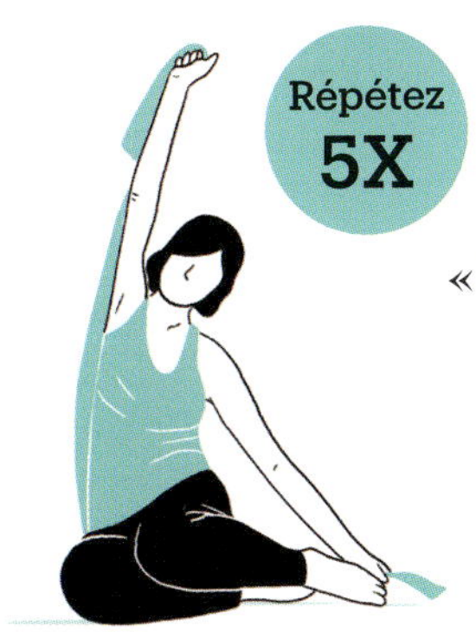

« Vous la sentez *cette petite sirène qui sommeille en vous !* »

12. MERMAID

#BOUGETESBRANCHIES

▶ En position assise sur le côté, jambes repliées vers la gauche. Une extrémité de la bande est sous votre assise, l'autre est dans votre main droite que vous étirez vers le plafond. Votre main gauche attrape vos chevilles pour les rapprocher de vous.

▶ Inspirez, allongez cette bande vers le plafond, le bras collé contre l'oreille, expirez plongez sur le côté gauche, en poussant vos côtes vers la bande.

▶ Ressentez cette ouverture des côtes et remontez.

▶ **Répétez 5X de chaque côté.**

SÉANCE 2 : 15 MIN

Le standing Pilates, c'est travailler debout pour challenger votre équilibre, stabilité, alignement... En général, il y a du boulot!

▶ Commencez cette session en ayant bien conscience de tout votre corps, de sa posture alignée et de l'ancrage de vos pieds dans le sol. Imaginez sous vos pieds : un triangle formé entre le gros orteil, le petit orteil et le milieu du talon. Distribuez le poids du corps sur ces trois points. Ressentez l'énergie qui remonte du sol, vers vos pieds, le long de vos jambes et jusqu'au plancher pelvien que vous soulevez.

▶ Votre nombril est tiré vers la colonne vertébrale, l'os du pubis remonte vers le nombril et le bassin est neutre. L'énergie remonte par l'avant du corps jusqu'au sommet du crâne puis redescend par l'arrière du corps jusqu'aux talons. La tête flotte au-dessus du cou.

1. ROLL DOWN

#PAYETASOUPLESSE

▶ Inspirez, soulevez les bras vers le ciel (A), expirez enroulez-vous au-dessus d'un gros ballon pour aller toucher vos pieds (pliez les genoux si vous êtes raide comme un piquet).

▶ Relâchez la tête, comme si vous disiez « non non non », puis réempilez le dos une vertèbre après l'autre. (B)

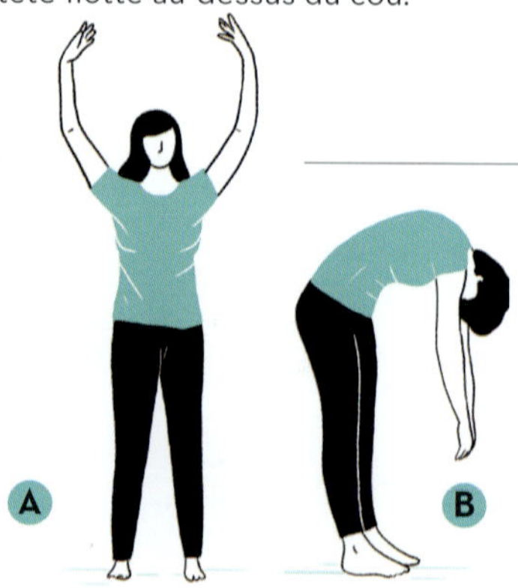

Répétez 3X

2. SQUATS MAINS DERRIÈRE LA TÊTE

#FITBALLET

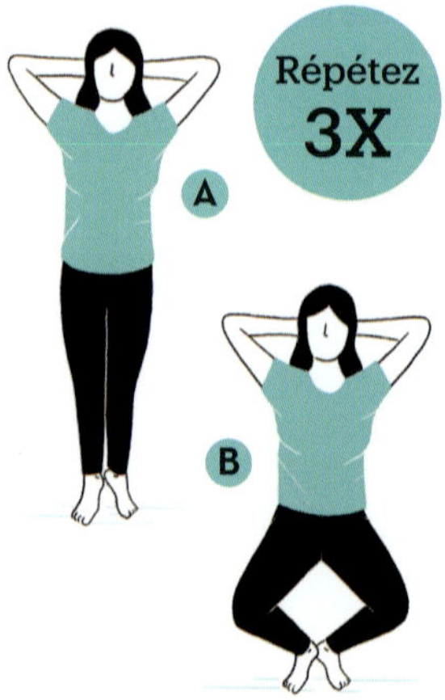

Répétez 3X

▶ Jambes en V Pilates, sur les demi-pointes talons ensemble, les mains l'une par-dessus l'autre derrière la tête avec les coudes dans le champ de vision. Le ventre est scoopé, le regard est au-dessus d'une ligne horizontale. (A)

▶ Inspirez, pliez les genoux sur les côtés pour descendre le plus bas possible en gardant le dos droit et en comptant jusqu'à 5. (B)

▶ Expirez, remontez toujours en comptant jusqu'à 5. Reposez les talons. Soulevez-les et recommencez 3X. Conservez le dos droit.

Bonus : variez ensuite les rythmes. Descendez sur 4, remontez sur 4. Descendez jusqu'à 1, avant de remonter la « pyramide » jusqu'à 5 comptes. Faites du mieux que vous pouvez.

Astuce : fixez un point avec votre regard pour garder l'équilibre et imaginez que vous glissez le long d'un mur pour garder le dos droit !

3. MARCHING

#BONPETITSOLDAT

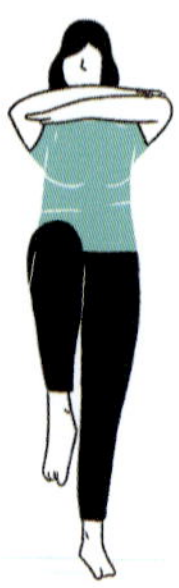

Répétez 5X

Jambes serrées, bras repliés en position de Génie (bras droit plié au-dessus du bras gauche et qui s'opposent (l'un appuie l'autre repousse).

▶ Soulevez de façon dynamique le genou droit vers le coude droit, puis genou gauche vers coude gauche. Alternez rapidement 10 fois de chaque côté. Ramenez les pieds à chaque fois au même endroit pour garder stabilité et ancrage au sol : on ne tangue pas comme si on avait bu 3 mojitos !

▶ Reposez vous 10 secondes et recommencez 5X.

4. SINGLE LEG STRETCH DEBOUT

#FLAMINGO

▶ Jambes en V Pilates, inspirez, grandissez-vous vers le plafond avant de rapprocher le menton du sternum et d'aspirer votre ventre (scoop toujours !).

▶ Expirez, ramenez le genou droit plié vers la poitrine et attrapez votre genou. (A) Tirez 3 fois le genou vers le menton en soufflant en même temps (donc 3 fois).

▶ Inspirez, tendez la jambe devant vous en vous redressant avant de la reposer. (B)

▶ Recommencez avec la jambe gauche.

▶ **Répétez 5X de chaque côté.**

La clé pour garder l'équilibre ? Enfoncez la jambe d'appui dans le tapis (surtout le gros orteil) et serrez les jambes contre une ligne médiane imaginaire. Fixez un point avec votre regard devant vous aide aussi à stabiliser la position.

Répétez **5X**

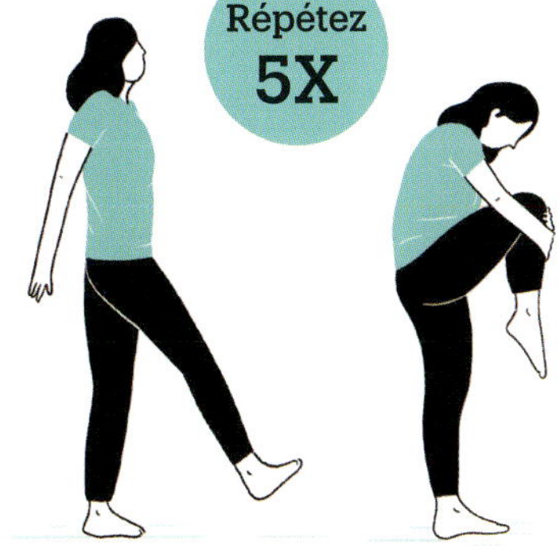

A B

5. SINGLE LEG CIRCLES DEBOUT

#PETITRATDELOPÉRA

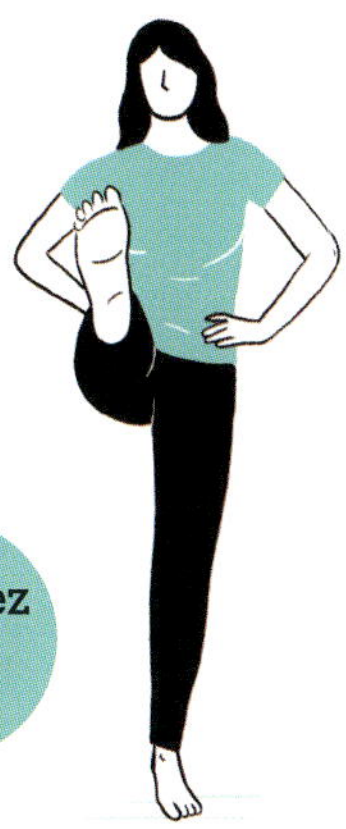

Répétez **5X**

Vous pouvez commencer cet exercice contre un mur pour vous aligner correctement (mais on ne se repose pas dessus, on repousse au contraire !)

▶ Mains sur les hanches, jambe gauche plantée dans le sol, jambe droite tendue devant vous en légère rotation externe.

▶ Inspirez, dessinez un cercle vers la gauche, expirez remontez à droite de façon dynamique sans perdre l'équilibre. 5X dans chaque sens.

▶ Changez de jambe.

▶ **5X dans chaque sens pour chaque jambe.**

Gardez le bassin stable et les hanches alignées : c'est la hanche qui dessine le rond, jamais le pied.

6. CRISS-CROSS

#OBLIQUESAUTOP

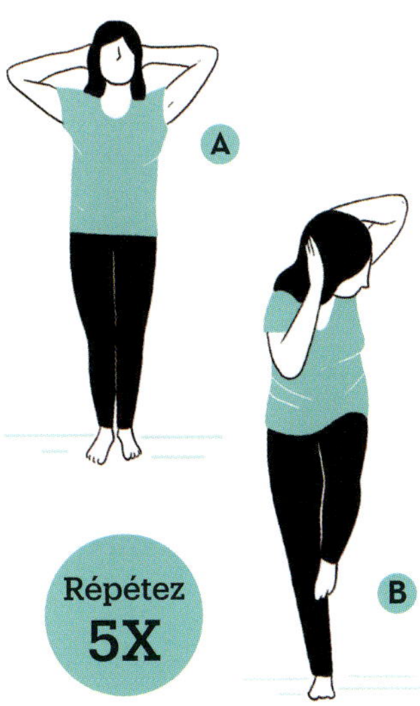

A B

Répétez **5X**

▶ Mains derrière la tête, coudes dans le champ de vision. Poussez la tête dans les mains et les mains dans la tête pour trouver les oppositions. (A)

▶ Inspirez pour vous grandir, soulevez le genou vers la poitrine.

▶ Expirez rapprochez l'aisselle droite du genou gauche en « twistant » la colonne. Soufflez 3X avec des petits rebonds du coude vers le genou et du genou vers le coude. (B)

▶ Inspirez, revenez au centre en allongeant la jambe vers le sol.

▶ Changez de côté.

▶ Si vous trouvez l'exercice trop difficile au début, trouvez un mur pour vous appuyer.

▶ **Répétez 5X de chaque côté.**

Bonus : vous pouvez accélérer le mouvement en comptant jusqu'à 1 : 1 pour le criss-cross, 1 compte pour tendre la jambe devant, dernier compte pour ramener la jambe au sol.

7. FENTES
#BOUGETONCUISSOT

▶ Mains posées sur les hanches, jambes en V Pilates, regard loin devant, scoop des abdos.

▶ Inspirez, décalez la jambe droite derrière vous et pliez vos genoux pour trouver la fente. Gardez si possible le genou et le talon de la jambe devant alignés l'un au-dessus de l'autre.

▶ Expirez, revenez à la position de départ. Changez de jambe. Répétez 10X de chaque côté.

Le dos doit rester droit et le ventre lifté. Pliez les genoux jusqu'à approcher le sol avec le genou de derrière.

Répétez
10X

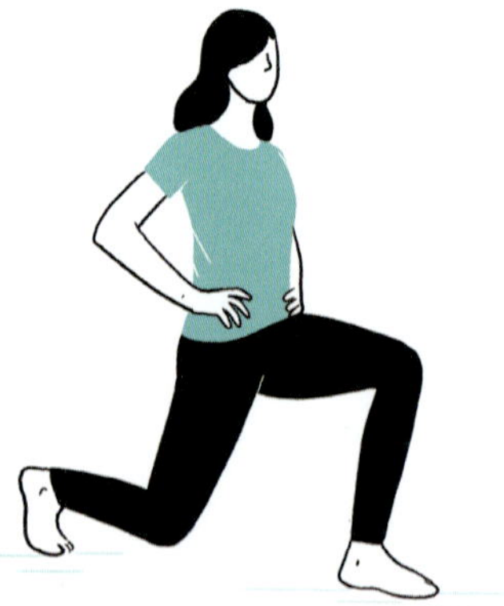

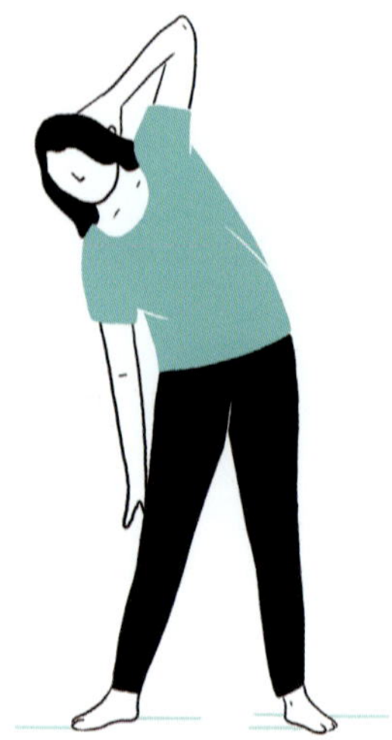

Répétez
5X

8. MERMAID
#HAUTLESCOUDES

▶ Jambes écartées largeur du bassin, main droite derrière la tête (pensez à trouver vos oppositions main/tête), bras gauche contre le corps. Pensez que vous êtes en appui contre un mur.

▶ Inspirez, grandissez vers le plafond.

▶ Expirez, soulevez le coude droit vers le ciel avant de plonger sur votre côté gauche. Le bras presse contre la cuisse en glissant sur le côté. Ressentez l'ouverture de votre flan droit. Gardez la taille haute sous vous, à gauche, pour ressentir d'avantage la flexion latérale.

▶ Inspirez, revenez au centre avec l'action de vos obliques (les petits abdos sur les côtés !). Répétez 5X du même côté avant de changer de bras.

9. STAR
#ETOILEDEMER

▶ Jambes en V Pilates. Allongez le bras droit vers le plafond, collé à l'oreille.

▶ Penchez-vous sur le côté avec le bras tendu au plafond vers la gauche en gardant les deux côtés très haut (A), puis soulevez la jambe droite. Restez en étoile 5s. en vous étirant dans tous les sens. (B)

▶ Revenez au centre en contrôlant votre retour. Répétez 5X du même côté avant de changer de bras et de jambe.

A

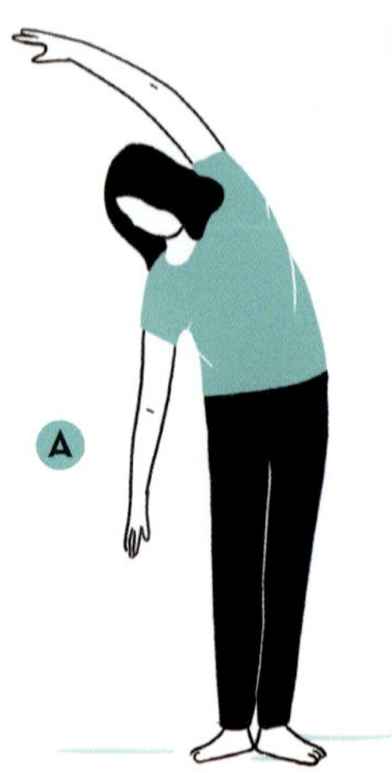

Répétez
5X

B

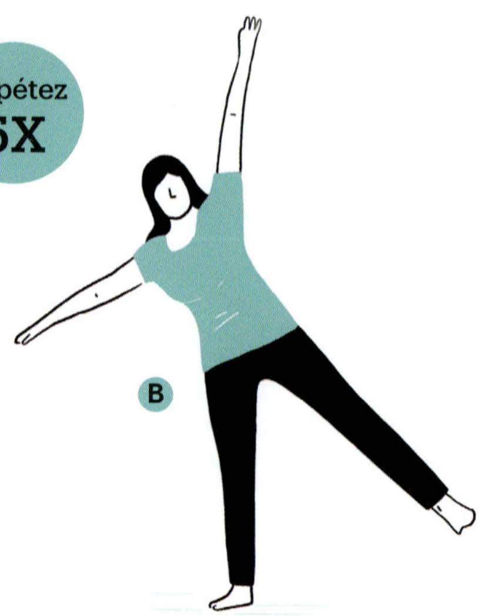

10. SAW
#COUPEDUBOIS

▶ Jambes écartées largeur du bassin, imaginez être en appui contre un mur pour garder les hanches alignées, scoopez.

▶ Inspirez, grandissez-vous et soulevez le bras droit vers le plafond. A

▶ Expirez, plongez vers votre pied gauche en sciant 3 fois l'extérieur de votre cheville. Tirez la fesse droite en arrière pour ne pas embarquer vos hanches dans la rotation ! Le ventre est avalé comme si vous étiez passée par-dessus un gros ballon. Le bras gauche est tendu vers le ciel. B

▶ Inspirez, pour remonter dos droit vers le plafond, reposez votre bras et soulevez le gauche. Même exercice en plongeant au-dessus de la jambe droite.

▶ **5X de chaque côté.**

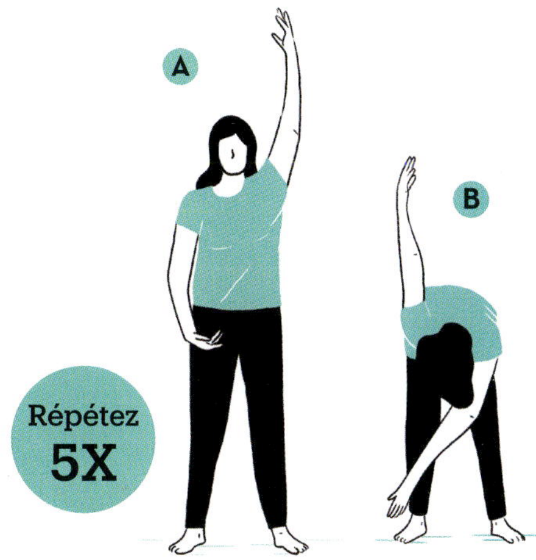

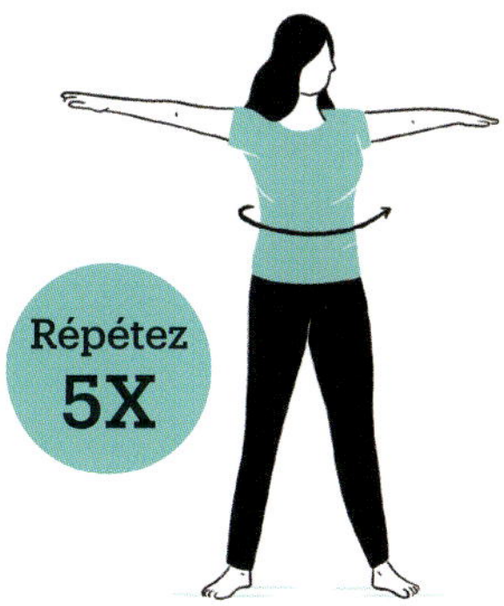

11. SPINE TWIST
#DETOXTACOLONNE

▶ Jambes écartées largeur du bassin, bras écartés sur les côtés, scoop activé.

▶ Inspirez, étirez-vous comme si vous repoussiez le plafond avec le sommet du crâne.

▶ Expirez, tournez vers la droite en soulevant vos côtes basses. Le bassin reste stable, la rotation s'effectue à partir de la taille, pas des épaules, autour de l'axe de la colonne vertébrale.

▶ Ajoutez un petit pulse pour aller chercher plus loin le twist de la colonne. Inspirez, revenez au centre en allongeant la colonne vertébrale.

▶ **5X de chaque côté.**

12. BIG TWIST
#ÉQUILIBRISTEMOOD

▶ Jambes écartées largeur du bassin, bras écartés sur les côtés. Premiers mouvements : enfoncez vos coussinets et engagez l'intérieur des cuisses pour soulever les talons du sol 4 à 5X. A

▶ Puis, pivotez à 180° vers la gauche, talons soulevés, avec vos bras pour faire face au mur derrière vous. Posez les talons au sol une fois que vous n'arrivez plus à tourner. B

▶ Penchez vers votre jambe droite que vous pliez, le bras de devant se dirige vers le pied derrière (bras gauche, pied gauche). Sentez la cage thoracique s'étirer ! C

▶ **Répétez 3X de chaque côté.**

Pour plus de challenge : attrapez votre cheville droite avec les deux mains. Revenez dans la position debout, soulevez les talons et faire la rotation jusqu'à revenir en position de départ. Reposez les talons et passez à l'autre côté.

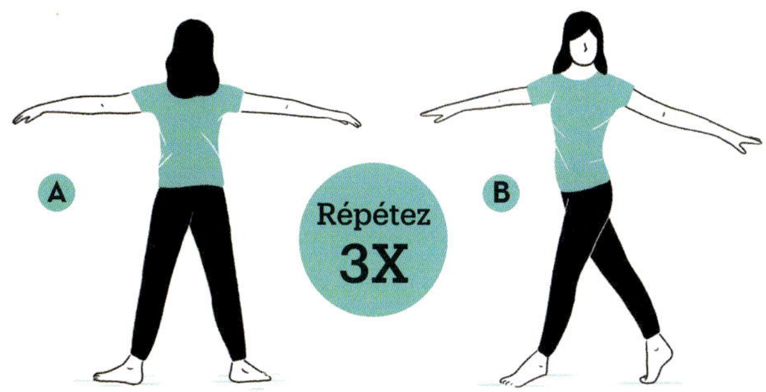

« ***La clé ?*** Placer le poids du corps sur la jambe qui se plie ***et regarder loin devant !*** »

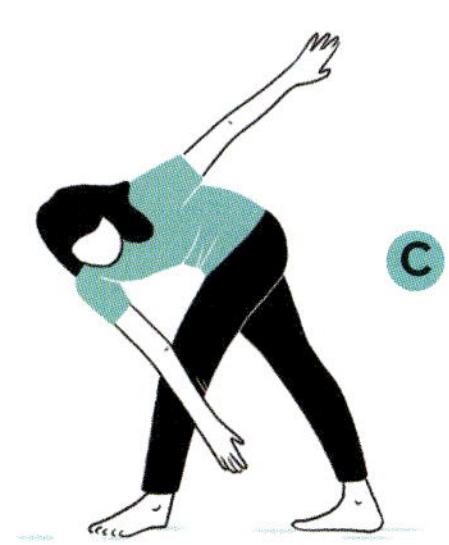

13. ROLL DOWN DEMI-POINTES
#CHALLENGEÉQUILIBRE

▶ Jambes écartées largeur du bassin. Inspirez, soulevez les bras vers le ciel.

▶ Expirez, enroulez-vous au-dessus d'un gros ballon pour aller toucher le sol. Inspirez, pliez les genoux, repoussez le sol avec vos pieds, aspirez le nombril et réempilez une vertèbre après l'autre.

▶ Même chose, en soulevant cette fois les talons. Effectuez le roll down vers vos pieds avec un ventre scoopé à fond.

▶ Remontez, une vertèbre après l'autre.

Pour la remontée, enfoncez les coussinets dans le sol et engagez les fessiers pour ne pas perdre l'équilibre!

▶ Restez la tête en bas, les talons soulevés, les mains posées à plat sur le sol pour enchaîner avec la planche!

Répétez
3X

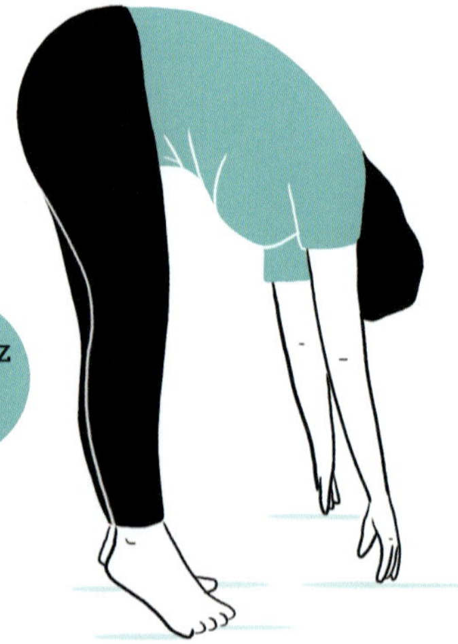

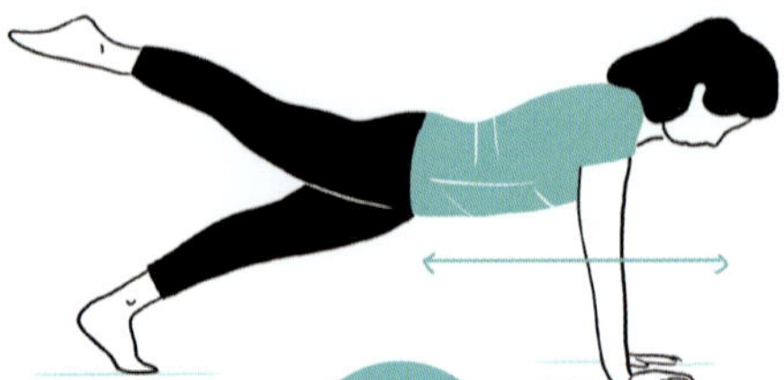

Répétez
3X

« Une posture qui gaine tout le corps. »

14. LEG PULL FRONT
#COMMESURDESROULETTES

▶ Marchez avec vos mains jusqu'à trouver la planche, épaules au-dessus de vos mains. Repoussez le sol sous vous, ventre scoopé. Tenez votre tête.

▶ Transférez le poids du corps vers l'arrière en enfonçant les talons, puis vers l'avant en passant sur les demi-pointes. Repoussez le mur devant vous avec le sommet du crâne. Le mouvement s'initie depuis le centre, pas les chevilles. Répétez 2 ou 3X pour échauffer les tendons.

▶ Soulevez une jambe à partir de vos abdos et de l'arrière des cuisses et restez 3s. Changez de jambes.

▶ Pour finir, remontez les fesses vers le plafond en position V inversée (ou chien tête en bas), marchez avec vos mains vers vos pieds, et réempilez votre dos à la verticale, une vertèbre après l'autre.

15.STANDING BALANCE
#KEEPTRYING

▶ Jambes en V Pilates, bras le long du corps légèrement soulevés, paumes de mains tournées. Aspirez vos abdos et l'intérieur de vos cuisses. (A)

▶ Inspirez soulevez les talons en poussant le plafond avec la tête puis pliez vos genoux, les talons toujours collés. Regardez à droite, à gauche, revenez au centre. (B)

▶ Tendez vos jambes et reposez les talons en freinant comme si vous écrasiez des ballons. Encore 1 répétition.

▶ Faites le même exercice en fermant les yeux.

Répétez
2X

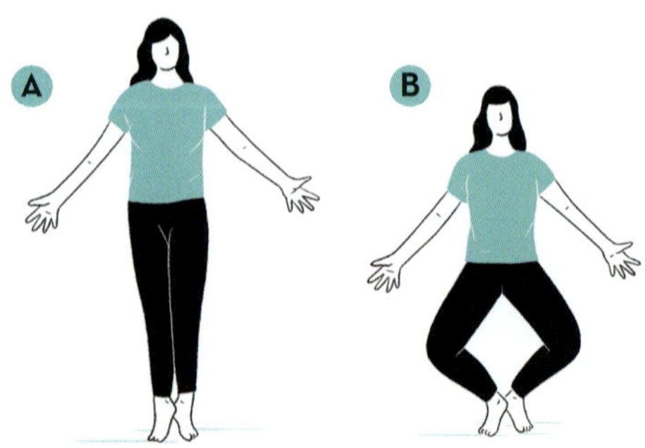

Pensez toujours que vous faites les exercices debout contre un mur pour respecter les alignements.

SÉANCE 3 : 30 MIN

Challengez-vous sur la vitesse d'exécution, la fluidité et la précision des mouvements avant d'entrer dans la dernière étape ! Go !

1. OUVERTURE KICK

#FULLBODYKICK

▶ Jambes en V Pilates, bras le long du corps, le regard loin devant, scoop activé, intérieur des cuisses activé, colonne longue.

▶ Inspirez, soulevez de façon dynamique la jambe droite en ouvrant les bras en croix.

▶ Expirez, reposez la jambe en freinant. Pensez à serrer l'intérieur des cuisses contre une ligne médiane imaginaire au retour.

▶ **Répétez 10X de chaque côté.**

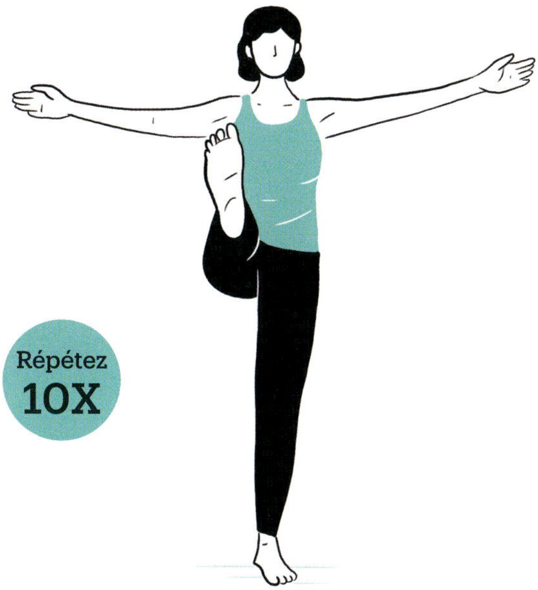

Répétez
10X

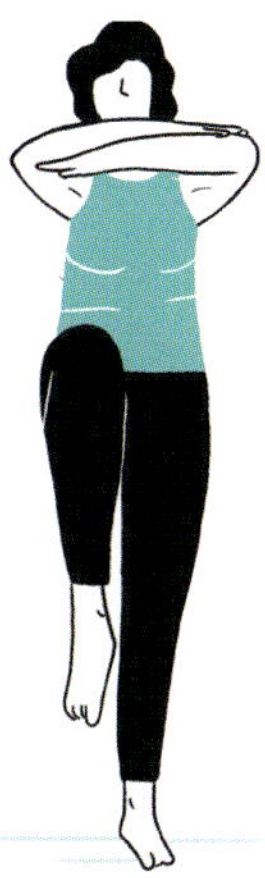

2. MARCHING

#BONPETITSOLDAT

▶ Réalisez le même exo que p. 62, mais encore mieux.

Répétez
5X

3. OUVERTURES HANCHES

#GENOUXUP

▶ Assise, jambes repliées en Z (comme sur la photo) la voûte plantaire droite contre l'intérieur de cuisse gauche, bras en génie. Allongez la colonne vers le plafond. Pieds ancrés sur les tranches internes et externes.

▶ En gardant les tranches ancrées au sol, soulevez les genoux, pour poser les jambes de l'autre côté. Gardez la taille haute et continuez ce mouvement 10 fois de chaque côté sans vous affaisser.

Les pieds ne se soulèvent jamais, seulement les genoux se posent à droite puis à gauche.

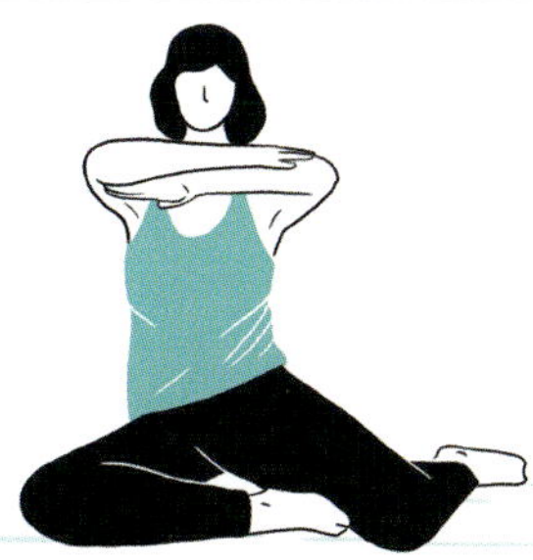

« Vos abdos sur les côtés vont s'en souvenir, croyez-moi ! Gardez les fesses plantées au sol pour ne pas tanguer. ***Allez, tenez bon ! »***

4. HUNDRED
#AQUACARDIO

▶ Allongée sur le dos, jambes en tablette, bras tendus vers le plafond. Scoopez votre ventre, nombril « in & up ».

▶ Inspirez, allongez à la colonne vers le mur derrière vous.

▶ Expirez, soulevez la tête et les épaules au-dessus du tapis en pressant les bras vers le sol. Tendez les jambes soit vers le plafond ou vers le sol, le plus bas possible pour vous sans creuser le bas du dos. Les épaules sont basses. Le regard vers le nombril.

▶ Pompez les bras au-dessus du tapis comme si vous frappiez au-dessus de la surface de l'eau de façon très dynamique. Inspirez sur 5 comptes, expirez sur 5 comptes, en étirant les bras vers l'avant pendant que vous battez la centaine.

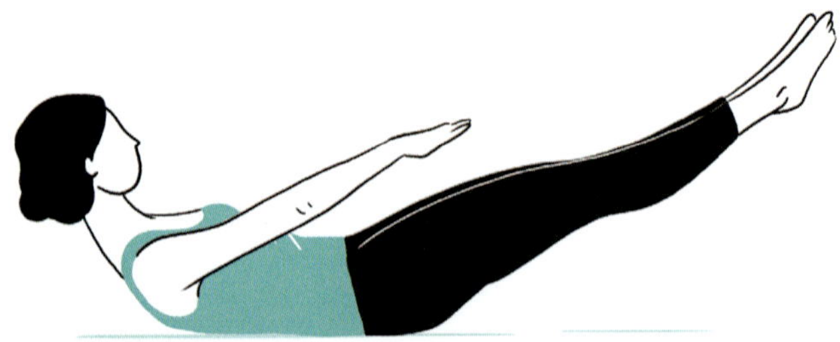

▶ Maintenez cette position jusqu'à atteindre les 100 battements, vous êtes on fire !

Regard dans l'alignement des bras.

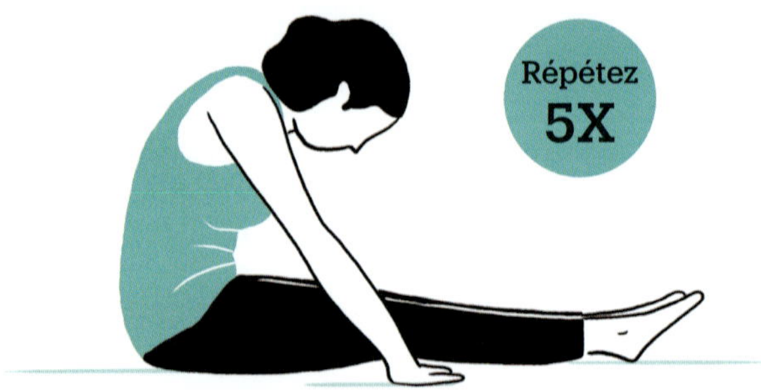

5. ROLL UP (avec bras au sol)
#AVALETESABDOS

▶ Allongée sur le dos, jambes tendues en V Pilates. Inspirez, enfoncez les bras dans le sol. Expirez, remontez en vous enroulant vers vos pieds, toujours au-dessus d'un gros ballon.

▶ Faites glisser les mains vers vos pieds. Scoopez vos abdos. Expirez, roll down une vertèbre après l'autre, toujours les mains enfoncées dans le tapis. Pieds flex.

Gardez les talons et les cuisses au sol. Épaules basses. Si vous avez du mal, pliez vos jambes sur l'exo.

6. ROLL OVER MODIFIÉ
#TABLETTEDECHOC

▶ Position allongée sur le dos, jambes tendues au plafond à 90° en V Pilates, bras le long du corps qui pressent le sol activement. Appliquez le scoop et le zip de la fermeture Éclair des talons jusqu'au périnée.

▶ Inspirez, soulevez le bassin, jambes à la verticale comme pour aller toucher le plafond.

▶ Expirez, reposer le bassin en freinant.

Plus les jambes restent perpendiculaires au sol, plus l'effort abdominal est intense !

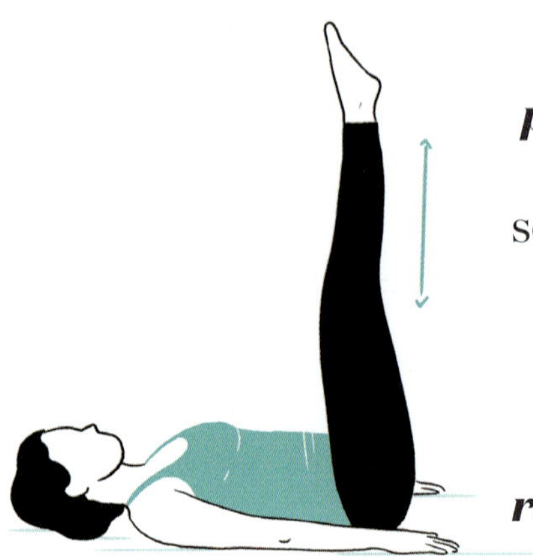

« ***Imaginez un plateau posé à plat sur vos pieds*** et soulevez-le pour aller toucher le plafond en engageant ***les abdominaux et les bras sans rien renverser! Cheers!*** »

7. ROLLING LIKE A BALL
#ROLLINGSTONE

▶ Asseyez-vous sur le bord avant du tapis : mains sur les chevilles, genoux vers les oreilles, taille haute. Regard intérieur cuisses. Inspirez, roulez en arrière jusqu'en haut du dos.

▶ Expirez, roulez vers l'avant, sans reposer les pieds au sol.

La clé de cet exo ? L'élan et la respiration ! Soufflez fort au retour pour remonter. Attention mal au dos s'abstenir !

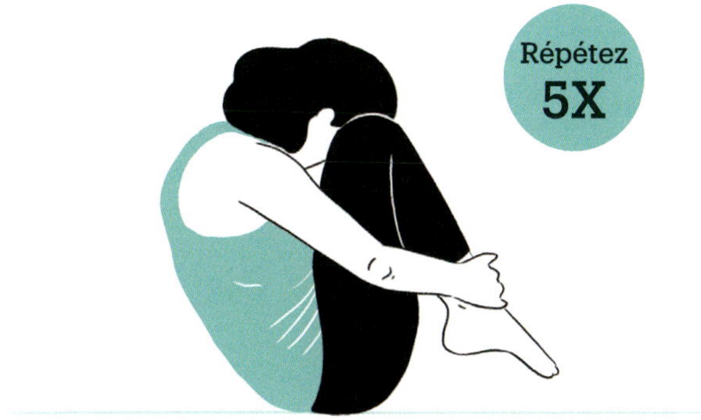

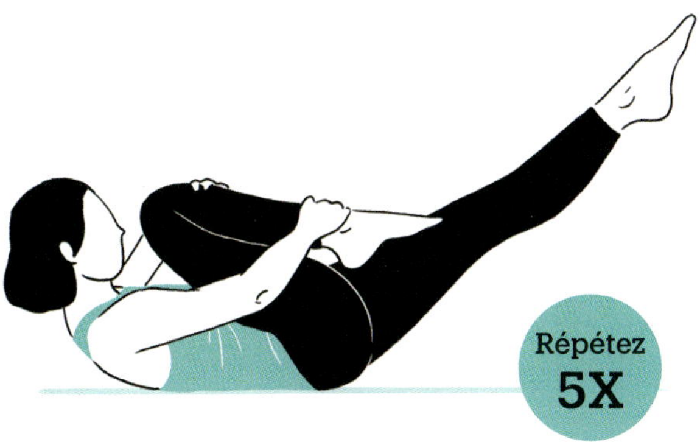

« Vous êtes en train de devenir ***une pro!*** »

8. SINGLE LEG STRETCH
#CHOPETONTIBIA

▶ Allongée sur le dos, jambe droite repliée sur la poitrine, jambe gauche tendue à 45° au-dessus du sol (ou un angle qui vous permet de ne pas creuser le bas du dos). La main droite est posée sur la cheville droite, la main gauche sur le genou droit pour garder la jambe droite parfaitement alignée à la hanche. Les coudes sont écartés, le regard vers le mur devant vous et le ventre scoopé.

▶ Inspirez et changez de jambes : pliez la jambe gauche, allongez la jambe droite tendue et changez de jambe. La jambe qui est tendue est alignée avec la hanche.

▶ **Répétez 5X de chaque côté.**

9. DOUBLE LEG STRETCH
#OBJECTIF1M80

▶ Allongée sur le dos, en position du poussin (genoux repliés sur la poitrine, tête et omoplates soulevées, mains sur les chevilles, regard à l'intérieur des cuisses)

▶ Inspirez, étirez les bras au-dessus de la tête dans un mouvement dynamique, et allongez les jambes simultanément à une hauteur qui permette de maintenir le bas du dos en contact avec le tapis.

▶ Expirez et ramenez les pieds vers le front en cerclant les bras sur les côtés. Revenez dans la position de départ.

▶ Serrez l'intérieur des cuisses ensemble quand vous tendez les jambes pour soutenir le bas du dos. Reposez la tête au sol si vos cervicales vous font mal.

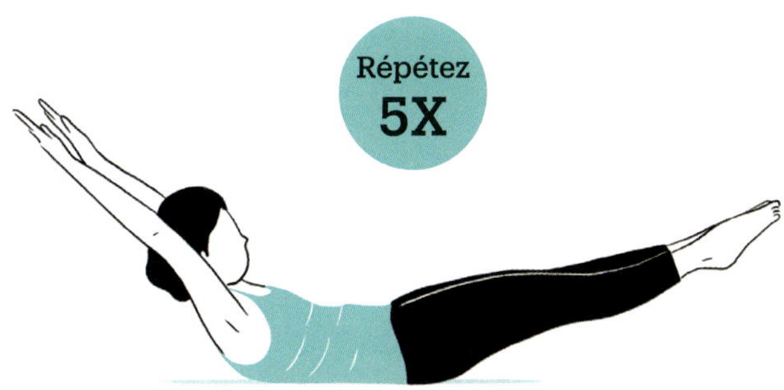

« Veillez à ***rester stable*** au niveau du torse. »

10. SWAN

#STRETCHDUVENTRE

▶ Allongée sur le ventre, les paumes de mains au sol alignées aux oreilles, les jambes sont longues et légèrement écartées, épaules basses. Enfoncez le bassin dans le sol et scoopez vos abdos. A

▶ Inspirez, allongez la nuque (comme une tortue qui sortirait la tête de sa carapace) et soulevez la poitrine en allant vers le mur devant. Repoussez le sol avec vos mains et tendez-les si vous pouvez, colonne longue et ventre creusé. B

▶ Expirez, pliez les bras, tirez le sol vers vous et redescendez en allant poser le sternum le plus loin possible à l'avant du tapis.

A

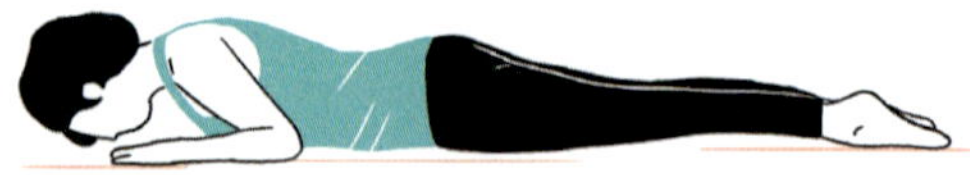

Répétez 3X

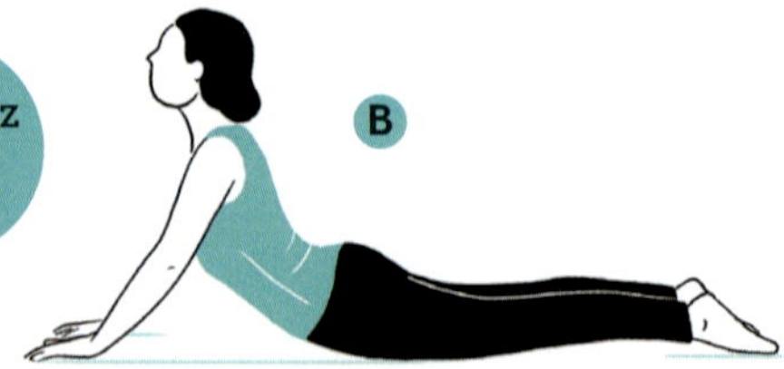

B

Ne faites pas cet exercice si vous souffrez du dos, buvez plutôt un verre d'eau !

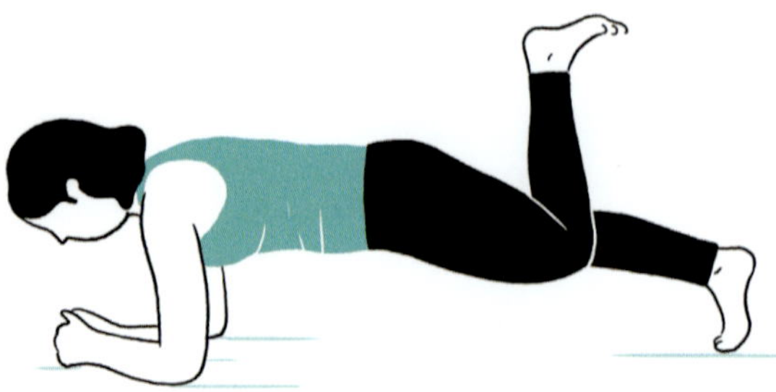

11. SINGLE LEG KICK (version avancée en planche)

#AVALETESABDOS

▶ En position planche sur les avant-bras, épaules alignées au-dessus des coudes. Appliquez le scoop. Pressez l'intérieur des cuisses ensemble.

▶ Allongée sur le ventre, les paumes de mains au sol alignées aux oreilles, les jambes sont longues et légèrement écartées, épaules basses.

▶ Enfoncez le bassin dans le sol et scoopez vos abdos.

Si vous êtes au bout de votre vie, restez sur le single leg kick vu en p. 51.

« ***Continuez de souffler,*** ne virez pas rouge tomate... »

Répétez 5X

12. DOUBLE LEG KICK

#MERMAIDSTYLE

▶ Allongée sur le ventre, jambes serrées (enfilez votre queue de sirène), une joue posée au sol. Attrapez vos mains derrière le bas du dos, bras pliés, écrasez l'os du pubis dans le sol et soulevez les abdos du tapis (mode scoop activé ou « house for the mouse » !)

▶ Inspirez, pliez les genoux vers les fesses et kickez 3 fois. Pour ressentir les fessiers et les ischiojambiers, il faut plier les genoux en les soulevant vers le plafond (au-dessus du sol).

▶ Expirez, tendez les jambes vers le sol et les bras simultanément en soulevant le haut du dos. Regard loin devant vous. Les omoplates se rapprochent, la cage thoracique s'ouvre. Scoopez à fond pour ne pas prendre dans le bas du dos.

Répétez 3X

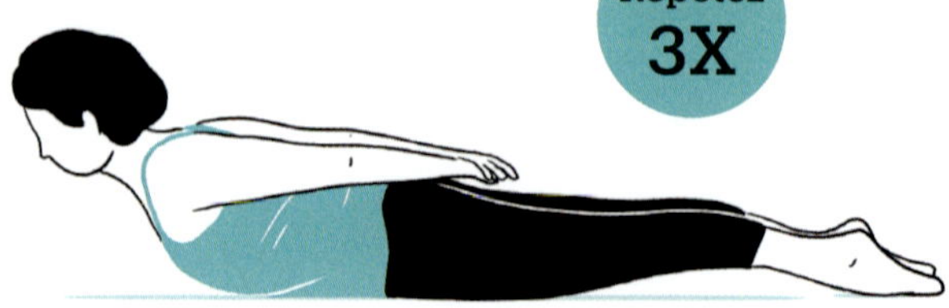

▶ Reposez l'autre joue au sol, en repliant bras et jambes en même temps. Répétez 3X.

▶ Arrondissez le dos pour venir vous mettre en position de repos. Ne pleurez plus ! Soufflez !

13. NECK PULL

#ÉTIRETANUQUE

▶ Allongée sur le dos, mains derrière la tête. Jambes écartées largeur du bassin, talons enfoncés dans le sol et ventre scoopé. Imaginez que vos jambes sont cimentées au sol.

▶ Inspirez, engagez les fessiers et commencez à vous enrouler vers le haut et vers l'avant comme pour le roll up.

▶ Expirez, finissez la remontée en enroulant la cage thoracique au-dessus des jambes, coudes écartés, le regard vers l'intérieur des genoux. (A)

▶ Inspirez, réempilez votre colonne vertébrale à la verticale contre un mur imaginaire, une vertèbre après l'autre, le regard devant vous. (B)

▶ Partez en arrière dos plat jusqu'à ressentir que cette position est trop difficile à tenir sans sortir le ventre.

▶ Expirez, arrondissez le dos et déposez la colonne une vertèbre après l'autre. (C)

▶ Inspirez, recommencez 3X.

Si vous n'arrivez pas à remonter avec les jambes tendues, pliez vos genoux et utilisez vos mains pour remonter le long de vos cuisses. Une fois en haut, allongez les jambes et replacez vos mains derrière la tête. Idem pour redescendre : pliez vos genoux à nouveau si vous sentez que vos jambes décollent.

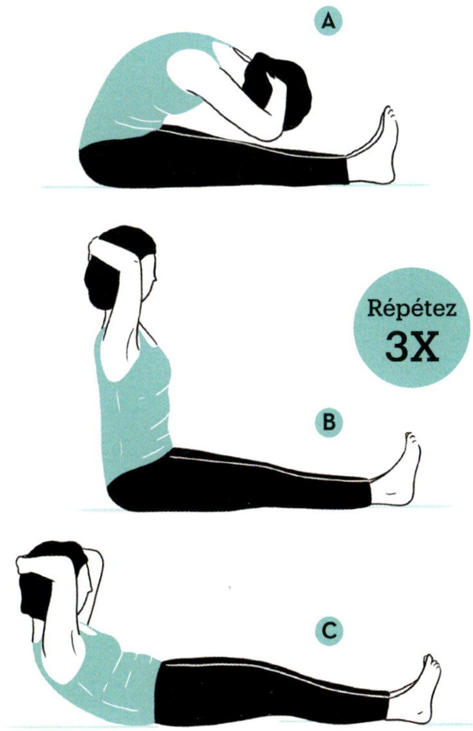

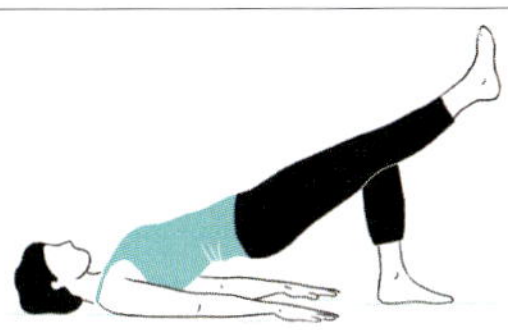

14. SHOULDER BRIDGE

#BOOTYONTOP

▶ Refaites l'exo de la p. 60 et soyez encore plus précise !

15 TEASER 1

#FIESTADESABDOS

▶ Allongée sur le dos, les jambes tendues vers le plafond en V Pilates. Scoop activé. Les bras étirés vers l'arrière. Abaissez les jambes à 45° (ou à un niveau que vous arrivez à soutenir avec vos abdos). (A)

▶ Inspirez, ramenez les bras de derrière en direction de vos pieds. Enroulez la tête vers la poitrine, et remontez une vertèbre après l'autre vers vos pieds, bras parallèles aux jambes. Tenez la position « V » quelques instants. (B)

▶ Expirez, déroulez sur votre dos, une vertèbre après l'autre sans bouger vos jambes (serrez l'intérieur de vos cuisses et vos fessiers pour aider). Dès que la tête touche le sol, étirez les bras au-dessus de la tête.

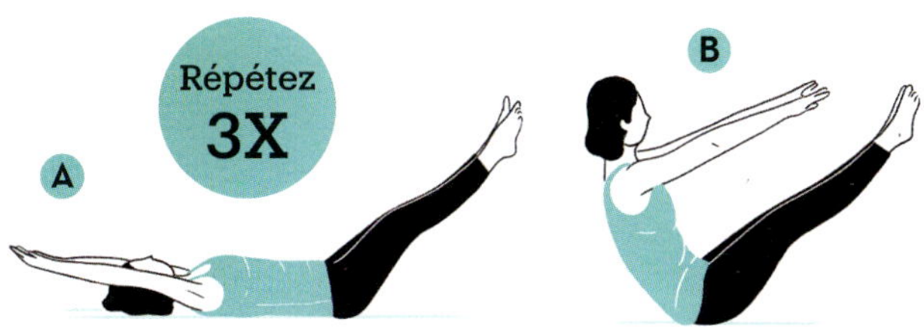

La clé de cet exo ? L'élan et la respiration ! Soufflez fort au retour pour remonter. Attention, mal au dos s'abstenir !

« ***Testez votre contrôle*** du powerhouse et vérifiez votre progression ! »

16. SWIMMING

#OBJECTIF1M95

▶ Allongée sur le ventre, scoop des abdos activé, bras tendus parallèles, jambes serrées. Refaire 2X la préparation du swimming vu en p. 46. Si cette préparation est déjà difficile pour vous, restez-en à cet exo.

▶ Inspirez, soulevez le bras droit et la jambe gauche à partir de l'aisselle et du haut de la cuisse. La tête et la poitrine se soulèvent aussi. Utilisez votre powerhouse pour rester lifté et ne pas prendre dans le bas du dos.

▶ Changez les bras et jambes en soulevant le bras gauche et la jambe droite du tapis. Continuez ce mouvement en alternant bras/jambes comme si vous étiez en train de nager au-dessus de la surface de l'eau en inspirant sur 5 comptes et en expirant sur 5 comptes.

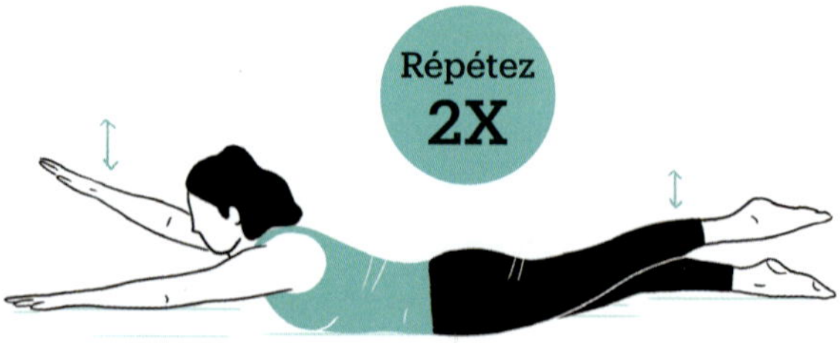

▶ Étirez vous dans les deux sens. Les bras et les jambes ne touchent jamais le tapis. Gardez le contrôle à partir du centre.

▶ 3X 5 inspire/expire.

▶ Allez vous asseoir en position de repos, sur vos talons pour arrondir le dos. Ça fait du bien non ?

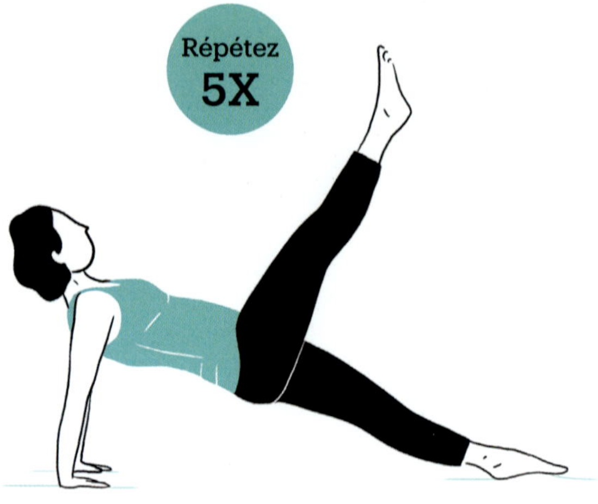

17. LEG PULL BACK

#KICKLEPLAFOND

▶ Enfoncez les talons et les paumes de main pour soulever les hanches. Serrez l'intérieur des cuisses. Vous formez une belle ligne diagonale entre vos épaules vos hanches et vos talons. Maintenez la position 5 à 10s.

Bonus : Inspirez, soulevez la jambe droite du sol, aussi haut que possible comme un kick, sans baisser les hanches. Expirez, reposez la jambe au sol en freinant. Inspirez, soulevez la jambe gauche du sol, en enfonçant bien l'autre talon et en gardant les hanches liftées. Expirez, reposez la jambe lentement au sol en retenant cette jambe. Attention à ne pas verrouiller vos genoux. Répétez 3X de chaque côté.

▶ Abaissez les hanches au sol pour terminer et secouez les poignets pour relâcher d'éventuelles tensions.

18. SIDE BEND

#RAINBOWMOOD

▶ Assise sur un côté, avec les genoux légèrement pliés, le pied de la jambe du dessus est posé sur le tapis juste devant l'autre. Placez votre paume de main au sol, légèrement décalée de votre épaule, l'autre bras est posé sur la cuisse.

▶ Inspirez, soulevez vos hanches vers le plafond : tendez vos jambes de façon dynamique et repoussez le sol sous vous avec votre bras ; vous pouvez lever le bras au-dessus de l'oreille en même temps. Vous êtes en planche latérale.

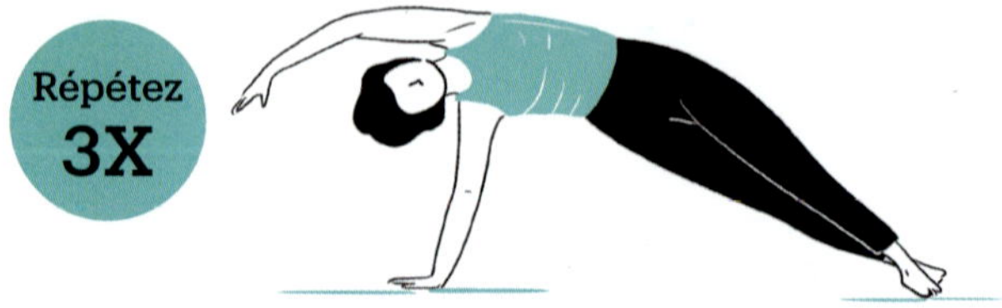

▶ Expirez, reposez les hanches vers le sol, en allant vous asseoir vers vos talons. Le regard est vers le bras qui s'abaisse sur les hanches.

▶ **Répétez 3X de chaque côté.**

Attention à l'inconfort du poignet ou de l'épaule sur cet exercice.

VOUS
EN ÊTES OÙ ?

Cochez les objectifs maîtrisés !

HUNDRED

❑ Je fais l'exercice avec les jambes tendues le plus bas possible sans décoller mon dos, sans bouger ma tête.

❑ J'arrive à faire 100 battements avec les bras qui tapent au-dessus du niveau des cuisses (sans les toucher).

❑ Bonus : je peux monter les jambes sur 5 comptes et je les descends sur 5 comptes.

THE ROLL UP/ROLL DOWN « DEBOUT » SUR DEMI-POINTES

❑ Je suis capable de m'enrouler vers mes pieds la taille haute avec les talons soulevés, sans tomber.

❑ Je remonte en repoussant le sol avec mes coussinets sans perdre l'équilibre.

❑ Bonus : je recommence 5 fois d'affilée sans tomber.

SINGLE LEG CIRCLES DEBOUT

❑ Je contrôle les cercles de jambe à partir du centre abdominal et des adducteurs qui guident les mouvements. Mains sur les hanches.

❑ Je reste stable sur ma jambe d'appui quand je dessine les cercles avec l'autre jambe. On peut débuter contre un mur.

❑ Bonus : placer les mains derrière la tête l'une par-dessus l'autre.

ROLLING LIKE A BALL

❑ Je place mes mains derrière la tête, les coudes sur les genoux. Je roule en arrière en gardant les coudes et les genoux en contact pendant 10 roulades.

❑ J'allonge mes jambes en teaser, bras vers le plafond avant de repartir en arrière, au moins 5X d'affilée. Fastoche !

❑ Bonus : à la fin de la roulade avant, j'arrive à me repousser du sol, pieds parallèles, pour remonter debout sans les mains.

SINGLE LEG STRETCH/CRISS CROSS

❑ Je suis capable d'enchaîner deux mouvements de chaque jambe de single leg stretch, avec deux mouvements de criss-cross de chaque côté avec les omoplates soulevées du tapis (et je sais de quoi je parle !).

❑ Je garde les coudes écartés et les hanches ancrées dans le sol lorsque je fais les criss cross.

❑ Je suis capable de répéter cet enchaînement 10 fois d'affilée. Finger in the nose !

DOUBLE LEG STRETCH

❑ Je reste dans la position bras et jambes tendues, éloignées, pendant 5 secondes derrière, puis 5 bras en T sur les côtés, puis en position groupée.

❑ Je suis capable de répéter cet exo 10 fois d'affilée sans poser la tête ni soulever le dos.

❑ Bonus : je peux déplier les jambes sur le tapis en le repoussant et je ramène les jambes en enfonçant les talons ! Sans cambrer ! 5X d'affilée.

TEASER

❑ Je suis capable de monter dans la position Teaser sans bouger les jambes (à 45° devant).

❑ Je maintiens la position 10s avec le sourire, les épaules éloignées de mes oreilles.

❑ Bonus : je peux soulever les bras vers le plafond et les rabaisser 5X au minimum sans bouger les jambes ni m'écrouler. Allez, on y croit !

PLANCHE

❑ Je suis capable de toucher mon épaule gauche avec ma main droite et d'alterner sans m'affaisser, le bassin aligné face au sol. 10X.

❑ Je soulève une jambe, j'avance et je recule en soulevant et en abaissant le talon (comme pour leg pull front) et je repose ma jambe. 10X.

❑ Je maintiens la position planche inversée, les épaules, les hanches et les talons alignés en diagonale pendant 10 secondes minimum.

Vous avez tout juste ? Vous êtes ready pour la dernière étape. Partagez votre bilan avec les hashtags #AuTopPilates et #ludipilates sur les réseaux sociaux !

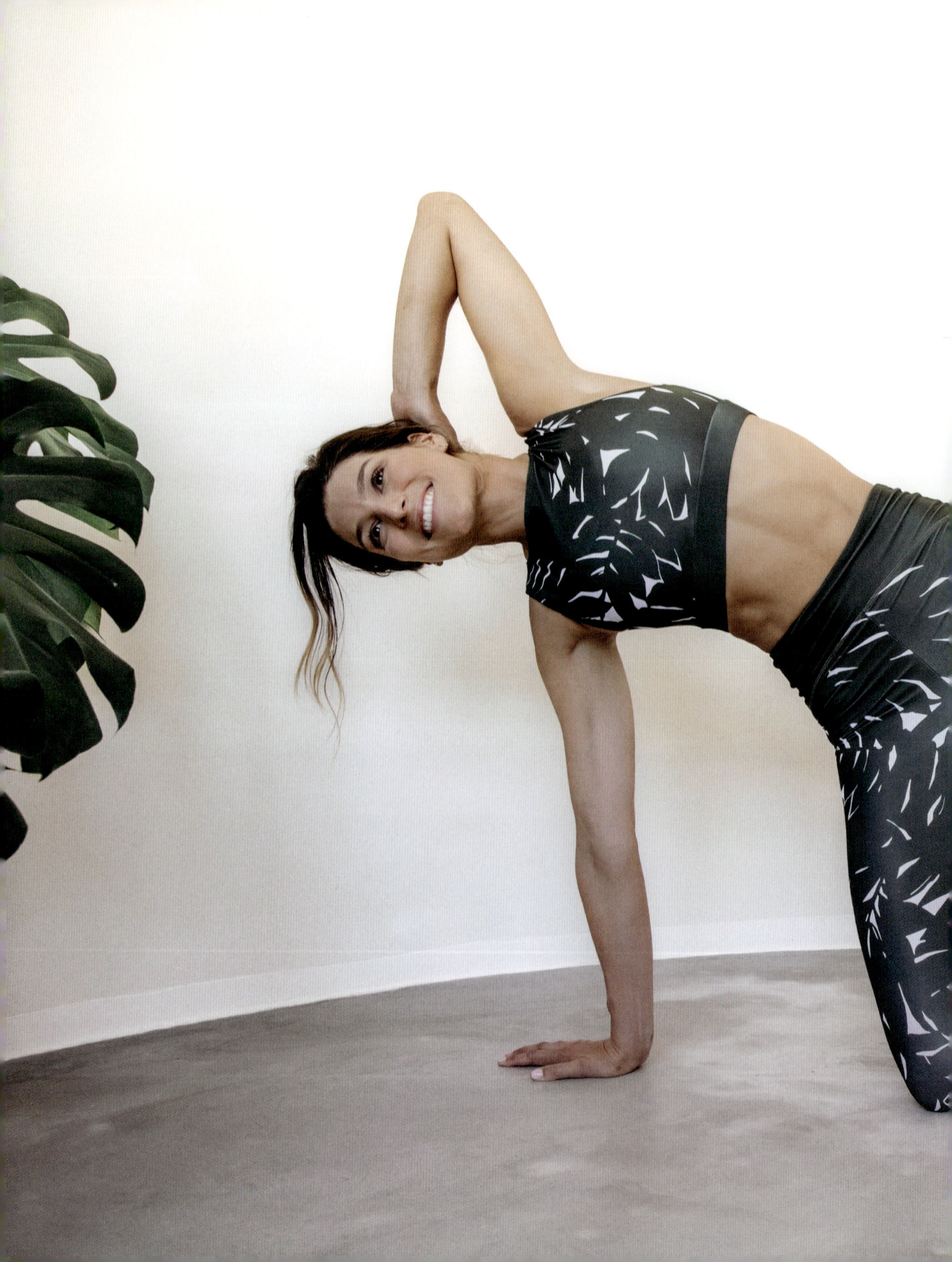

ÉTAPE 4

Vous y êtes !

Après des semaines de travail acharné, vous arrivez à la dernière étape, une séance complète de Pilates avec plus de 45 exercices.

Restez concentrée, scoopée à fond et dans le contrôle de vos mouvements pour toujours plus de bienfaits au quotidien.

Je recommande de faire cette séance 3 fois par semaine #ONDONNETOUT

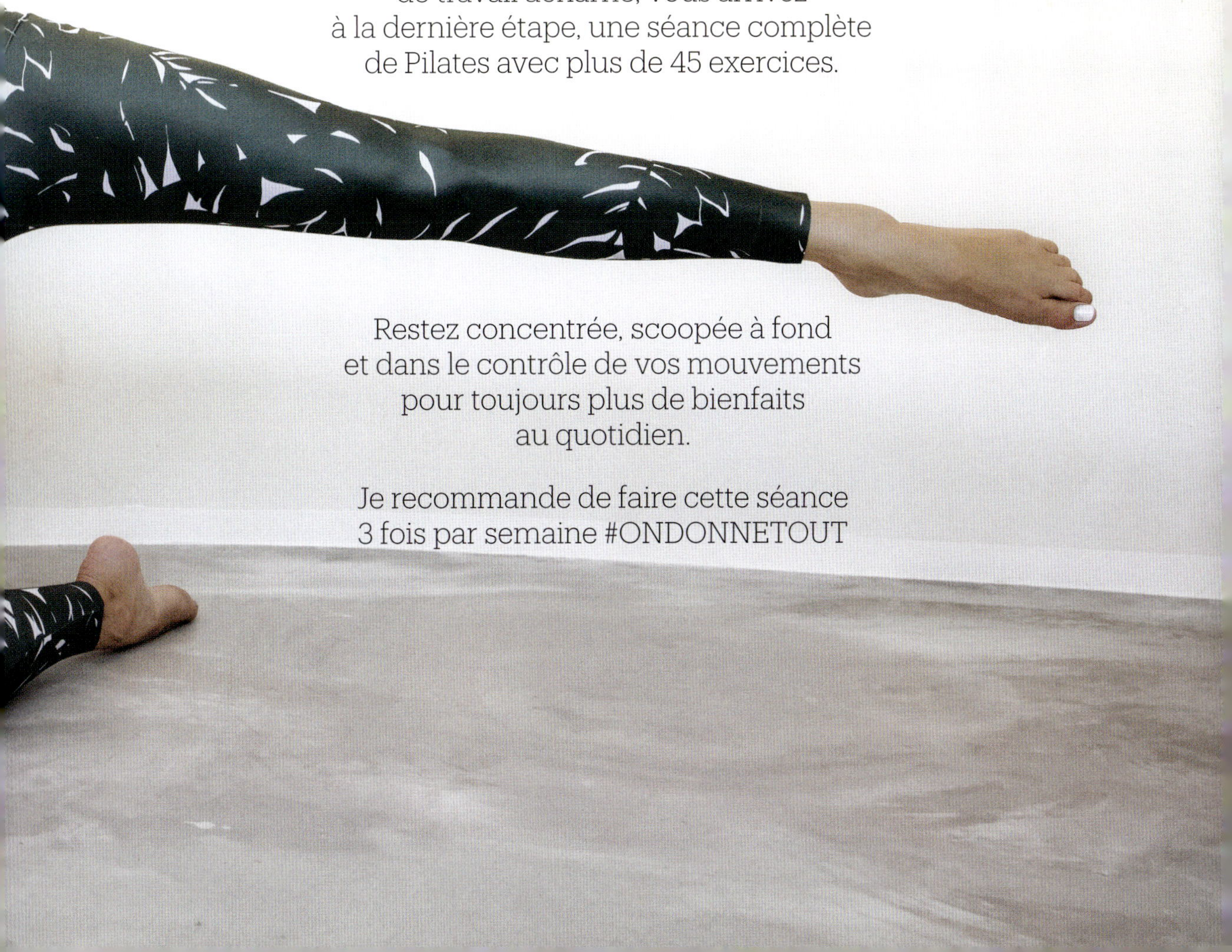

SÉANCE 1 : 55 MIN

C'est parti pour un workout complet sans temps d'arrêt! Respiration, fluidité, précision et harmonie des mouvements.

1. BREATH
#RESPIRE

▶ Jambes en V Pilates, inspirez sur 5 comptes par le nez, sentez la cage thoracique se remplir d'air frais et se gonfler. Sentez l'étirement du dos vers le plafond, le « 2 way stretch » et la connexion des adducteurs.

▶ Expirez et videz l'air des poumons sur 5 comptes jusqu'à ce qu'il ne reste plus rien. Augmentez ces cycles respiratoires jusqu'à 8.

▶ Soulevez les épaules vers le haut et vers l'arrière pour masser la cage thoracique avec vos omoplates et ressentez l'ouverture du plexus solaire.

▶ **Répétez 5X dans un sens puis dans l'autre.**

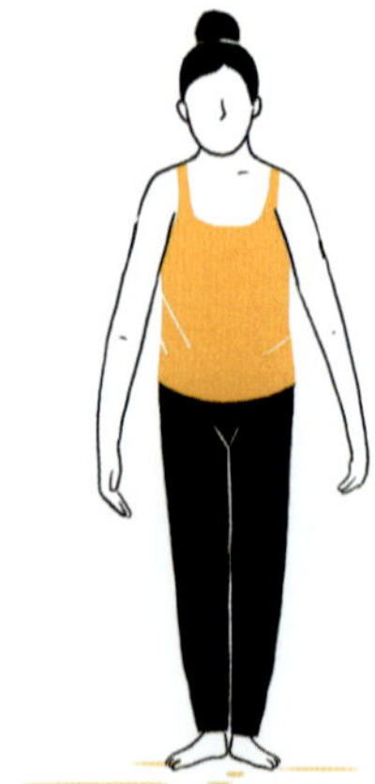

2. CHEST EXPANSION
#BOOBSUP

▶ Bras tendus devant vous, mains alignées à vos épaules. Inspirez, abaissez les bras vers vos cuisses et continuez à tirer les bras vers l'arrière (comme pour presser le mur derrière vous). Sentez la cage thoracique s'ouvrir.

▶ Retenez le souffle : tournez la tête à droite, à gauche, revenez la tête au centre et expirez en remontant les bras devant vous (position de départ).

Pour plus de challenge au niveau de l'équilibre : soulevez les talons en abaissant les bras contre les cuisses. Sentez la connexion ischions-talons. Restez « en l'air » quand vous tournez la tête et reposez les talons en remontant vos bras.

Répétez **5X**

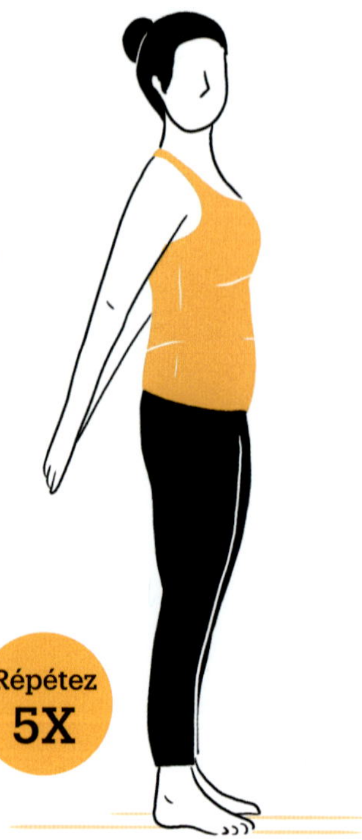

3. MARCHING
#BONPETITSOLDAT

▶ Réalisez le même exo que p. 62, avec encore plus de conviction !

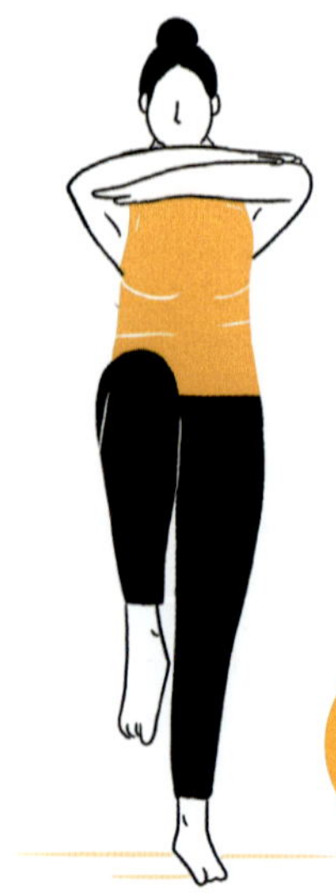

Répétez **5X**

« ***55 min*** c'est fingers in the nose pour vous! »

4. WARM UP DEBOUT
SQUATS, MAINS DERRIÈRE LA TÊTE
#BOOTYONFIRE

▶ Jambes en V Pilates, pieds à plats pour débuter. Inspirez, pliez les genoux 3X en petits rebonds. Expirez, remontez en repoussant le sol sous vous. A

▶ Même chose mais talons soulevés, en descendant le plus bas possible, dos droit. Trouvez les adducteurs pour vous aider à remonter en les pressant ensemble. B

▶ Combinez : 3 petits rebonds pieds à plats, remontez. Puis 3 petits squats jusqu'en bas sur demi-pointes, remontez avant de reposer les talons. And again !

▶ **Répétez 3X chaque étape.**

Astuce : fixez un point avec votre regard pour garder l'équilibre et imaginez que vous glissez le long d'un mur pour garder le dos droit !

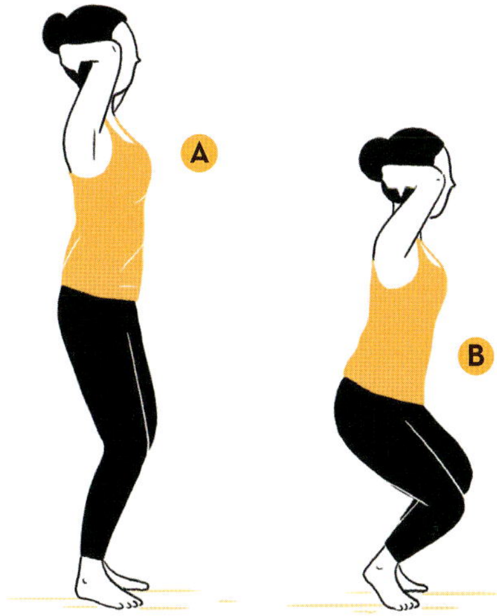

Répétez 3X

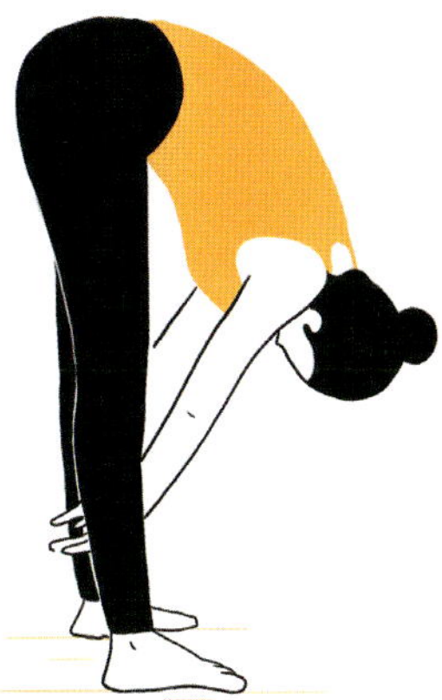

Répétez 10X

5. FLEXIONS AVANT DYNAMIQUE
#MONTAGNESRUSSES

▶ Jambes écartées plus larges que le bassin en rotation externe. Inspirez et soulevez les bras vers le ciel en scoopant vos abdos.

▶ Expirez, plongez vos deux bras entre les jambes et faites 3 rebonds en soufflant à chaque fois.

▶ Inspirez à nouveau pour remonter les bras vers le ciel, ventre rentré à fond.

Gardez les talons et les cuisses au sol. Épaules basses. Si vous avez du mal, pliez vos jambes sur l'exo.

6. RUNNING
#RUNNINGWITHSTYLE

▶ En fentes, jambe droite devant légèrement pliée, talon et genou alignés. Bras gauche plié, coude aligné à l'épaule. Bras droit plié en arrière : vos bras sont très actifs, comme prêts à donner des coups de poings au plafond !

▶ Courrez en alternant bras et jambes pendant 1 min en serrant une feuille de papier imaginaire entre les adducteurs. Repos 10s.

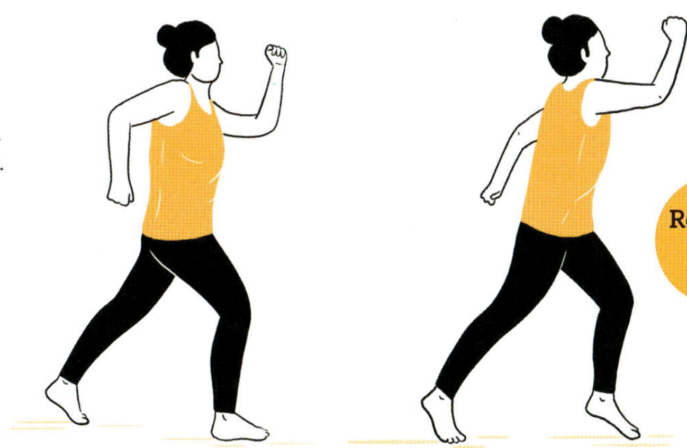

Répétez 2X

7. HUNDRED

#AQUACARDIO

▶ Allongée sur le dos, jambes en tablette, bras tendus vers le plafond. Scoopez votre ventre, nombril « in & up ».

▶ Inspirez, étirez la colonne vers le mur derrière vous.

▶ Expirez, soulevez la tête et les épaules au-dessus du tapis en pressant les bras vers le sol. Tendez les jambes soit vers le plafond (A) soit vers le sol, le plus bas possible pour vous (B) sans creuser le bas du dos.

▶ Pompez les bras au-dessus du tapis de façon très dynamique. Inspirez sur 5 comptes, expirez sur 5 comptes, en étirant les bras vers l'avant pendant que vous battez la centaine.

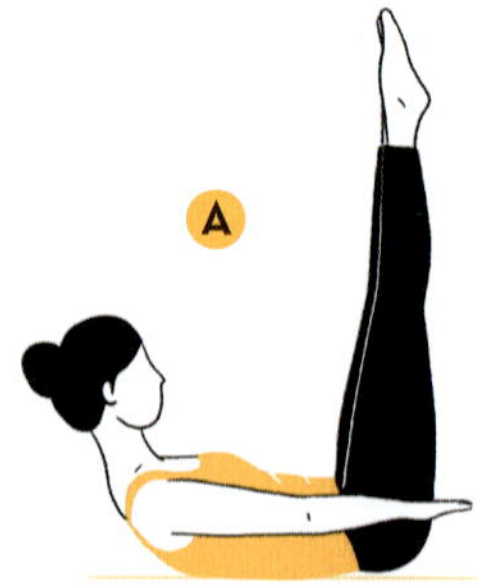

« ***Cet exo*** n'est plus qu'un jeu d'enfant pour vous! »

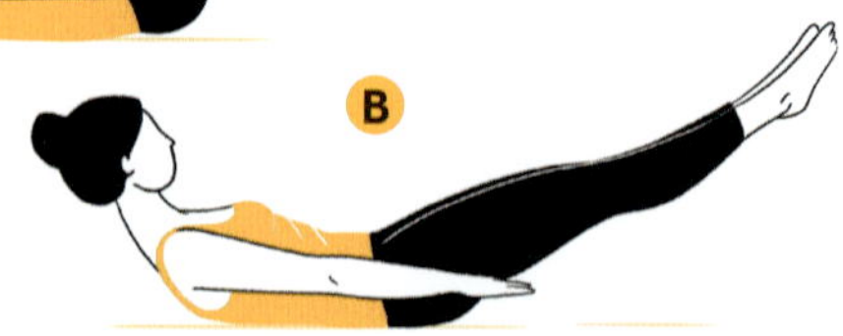

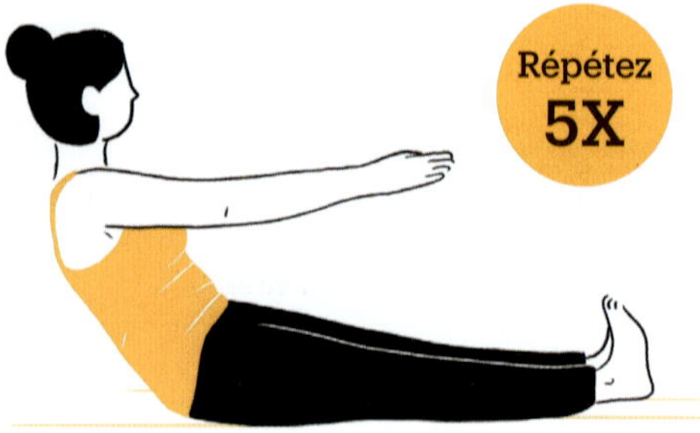

Répétez 5X

Si c'est trop difficile, vous pouvez plier les jambes comme vu en p. 16.

8. ROLL UP

#AVALETONNOMBRIL

▶ Allongée sur le dos, jambes tendues en V Pilates, bras étirés derrière la tête au sol et les côtes rentrées.

▶ Inspirez, ramenez les bras au-dessus du regard, enroulez la tête vers la poitrine et continuez le mouvement de roll up vers vos pieds.

▶ Expirez, pour décoller le bas du dos et continuer à vous étirer vers vos pieds comme si vous passiez au-dessus d'un gros ballon. Scoopez vos abdos.

▶ Inspirez, roll down une vertèbre après l'autre. Pieds flex. Gardez les talons et les cuisses au sol.

9. ROLL OVER MODIFIÉ

#ABDOSAGOGO

▶ Position allongée sur le dos, jambes tendues au plafond à 90° en V Pilates, bras le long du corps qui pressent le sol activement. Appliquez le scoop et le zip de la fermeture Éclair des talons jusqu'au périnée. (A)

▶ Inspirez, soulevez le bassin, jambes à la verticale comme pour aller toucher le plafond.

▶ Expirez, reposez le bassin en freinant. Plus les jambes restent perpendiculaires au sol, plus l'effort abdominal est intense. Imaginez le plateau posé à plat sur les pieds et soulevez-le pour aller toucher le plafond en engageant les abdominaux et les bras sans rien renverser !

Bonus : inspirez et soulevez les jambes vers le plafond, puis vers l'arrière au-dessus de la tête (B), en appui sur vos omoplates comme si vous alliez vous asseoir au plafond, jambes parallèles au sol.
Écartez les jambes à la largeur des épaules. Expirez, déroulez le dos une vertèbre après l'autre sans décoller la tête et les épaules. Appuyez fermement sur vos bras pour vous aider ! Refermez vos jambes et recommencez.

Répétez 3X

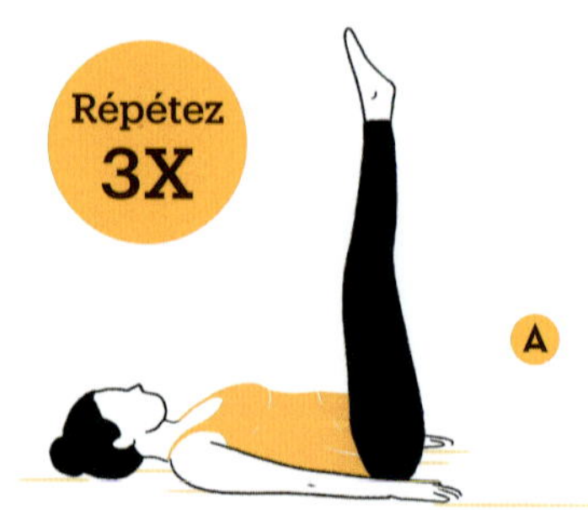

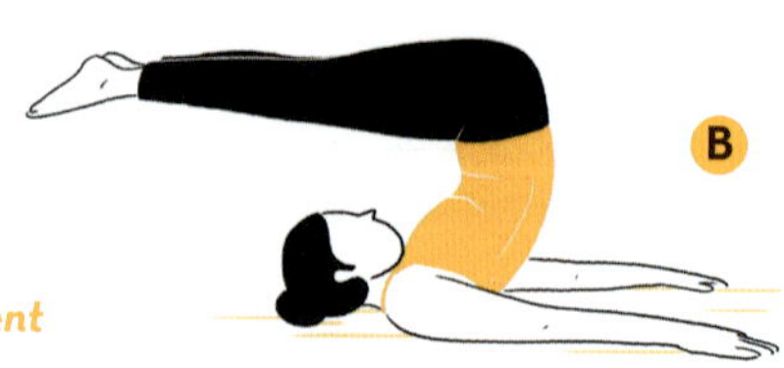

10. SINGLE LEG CIRCLES
#NATATIONSYNCHRONISÉE

▶ Après le roll over, abaissez la jambe gauche au sol pied flex. La jambe droite est tendue vers le plafond, en légère rotation externe - les orteils vers la droite.

▶ Inspirez, cerclez la jambe vers la gauche, vers le sol puis remontez vers la droite en expirant comme pour dessiner un cercle au plafond. L'élan rapide est sur le retour de la jambe. 5X et changez de sens.

▶ Vos cercles sont de plus en plus grands.

▶ Répétez avec l'autre jambe.

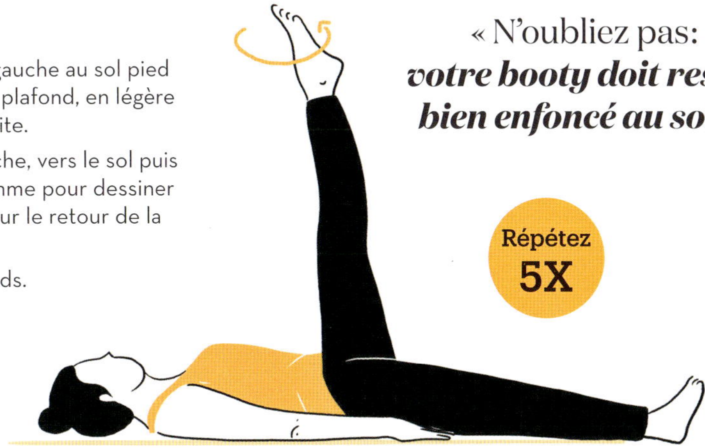

« N'oubliez pas: ***votre booty doit rester bien enfoncé au sol!*** »

Répétez
5X

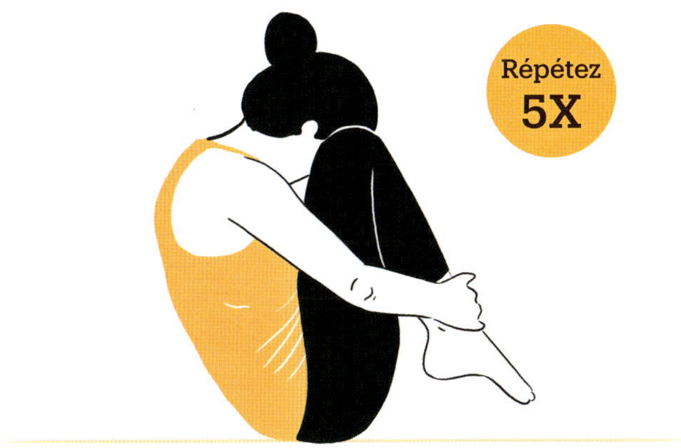

Répétez
5X

11. ROLL LIKE A BALL
#ROLLINGSTONE

▶ Venez vous asseoir sur le bord avant du tapis, bras autour des tibias, mains sur les chevilles, genoux vers les oreilles, taille haute. Regard intérieur cuisses.

▶ Inspirez, roulez en arrière jusqu'en haut du dos. Expirez, absorbez le ventre et poussez les tibias dans les mains pour revenir dans la position initiale.

BONUS : à la fin de la roulade avant, poussez sur vos pieds, collés sous vos fesses pour remonter sans vos mains en position debout. Vous pouvez même le faire en sautant !

12. KICK
#FULLBODYKICK

▶ Jambes en V Pilates, bras le long du corps, le regard loin devant, scoop activé, intérieur des cuisses activé, colonne longue.

▶ Inspirez, soulevez de façon dynamique la jambe droite en ouvrant les bras en croix.

▶ Expirez, reposez la jambe en freinant.

Pensez à serrer l'intérieur des cuisses contre une ligne médiane imaginaire au retour.

▶ **Répétez 10X chaque côté.**

Répétez
10X

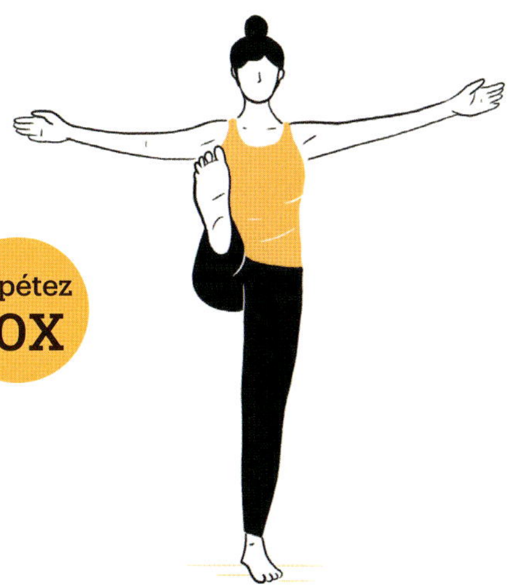

13. SQUATS JUMP
#BALANCETONCARDIO

▶ Jambes écartées plus large que le bassin, pieds légèrement orientés vers l'extérieur, bras le long du corps, regard droit devant vous.

▶ A l'inspiration, pliez les genoux comme pour vous asseoir sur un tabouret imaginaire, dos droit légèrement incliné, les bras relevés en encadrement de la tête. Gardez les genoux bien alignés avec les orteils. A

▶ A l'expiration, tendez les jambes en sautant pour remonter. Rabaissez les bras le long du corps, les fessiers et le centre toujours engagés. B

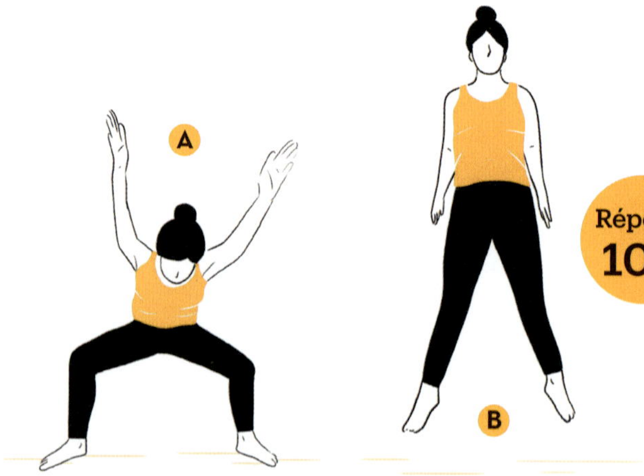

Répétez 10X

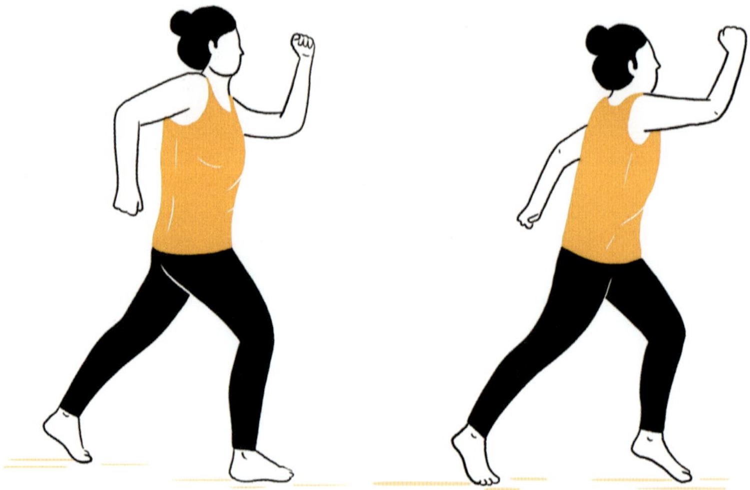

14. RUNNING
#RUNNINGINSTYLE

▶ Faites l'exo de la p. 77.

▶ **Répétez 5X puis venez vous allonger sur le dos pour enchaîner 2-3 abdos.**

Répétez 5X

15. SINGLE LEG STRETCH
#CHOPETONTIBIA

▶ Allongée sur le dos, jambe droite repliée sur la poitrine, jambe gauche tendue à 45] au-dessus du sol. La main droite est posée sur la cheville droite, la main gauche sur le genou droit pour garder la jambe droite parfaitement alignée à la hanche. Les coudes sont écartés, le regard vers le mur devant vous et le ventre scoopé.

▶ Inspirez et changez de jambes. La jambe qui est tendue est alignée avec la hanche.

▶ **Répétez 5X chaque côté.**

Répétez 5X

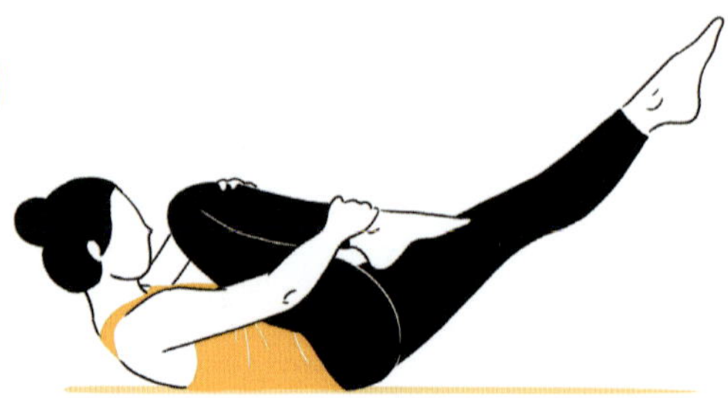

« L'intention est vraiment de ***repousser le mur devant vous*** avec la jambe qui se tend et s'allonge. ***Grandissez-vous!*** »

17. DOUBLE LEG STRETCH

#OBJECTIF1,80M

▶ Allongée sur le dos, en position du poussin.

▶ Inspirez, étirez les bras au-dessus de la tête dans un mouvement dynamique et allongez les jambes simultanément.

▶ Expirez et ramenez les pieds vers le front en cerclant les bras sur les côtés.

▶ Revenez dans la position de départ.

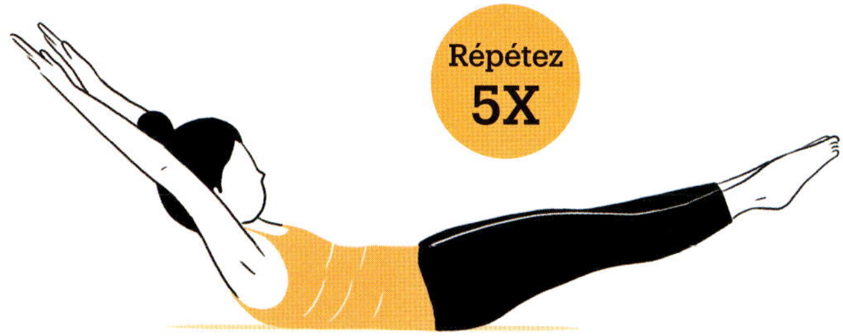

Serrez l'intérieur des cuisses ensemble quand vous tendez les jambes pour soutenir le bas du dos. Reposez la tête au sol si vos cervicales vous font mal.

18. SCISSORS

#KICKLEPLAFOND

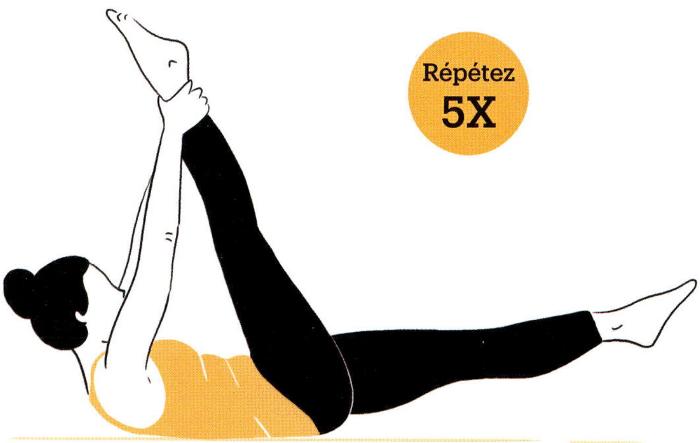

▶ Démarrez les jambes tendues vers le plafond, la tête et les épaules soulevées.

▶ Attrapez votre cheville droite, abaissez la jambe gauche à l'expiration. Creusez le ventre. Enfoncez le bassin au sol.

▶ Inspirez, tirez la jambe droite deux fois vers vous.

▶ Expirez, changez de jambes.

▶ **Répétez 5X de chaque côté.**

Si c'est trop difficile d'attraper la cheville, attrapez le mollet ou la cuisse ! Reposez la tête au sol si vos cervicales vous font mal.

19. DOUBLE LEG LOWER LIFTS

#6PACKS

▶ Placez les mains derrière la tête, inspirez et allongez les jambes vers le bas sans creuser le bas du dos. Gardez les jambes serrées pour stabiliser les lombaires (V Pilates).

▶ Ressentez que c'est le nombril lifté « in & up » et l'ancrage des fesses au sol qui permet aux jambes de s'abaisser et de remonter. Imaginez des ressorts autour de vos chevilles, reliés à un mur derrière vous. Sentez cette résistance.

Si c'est trop difficile : posez la tête au sol, placez les mains sous les fesses.

▶ Expirez, creusez le bas du ventre et ramener les jambes à la verticale. Aspirez la peau de l'intérieur des cuisses.

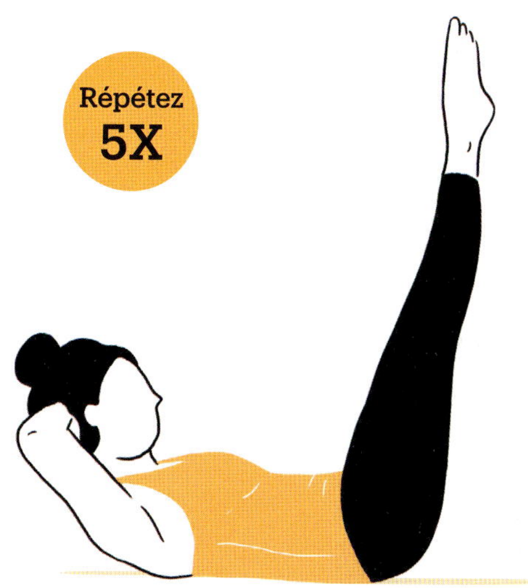

20. CRISS-CROSS
#ESSORETESABDOS

▶ Gardez les mains derrière la tête, les coudes écartés, tête et omoplates décollées. Votre genou droit est replié sur la poitrine et votre jambe gauche tendue à 45°.

▶ Inspirez et ramenez le coude gauche vers l'extérieur du genou droit en gardant les coudes écartés et au-dessus du tapis.

▶ Il est important de garder le bassin stable dans le sol et de tourner autour de l'axe central de la colonne vertébrale. Cimentez bien le bassin au sol !

▶ Expirez et changez de côté. Le regard derrière votre coude vers le sol pendant la rotation de façon à accentuer le travail des obliques.

▶ **Répétez 10X de chaque côté.**

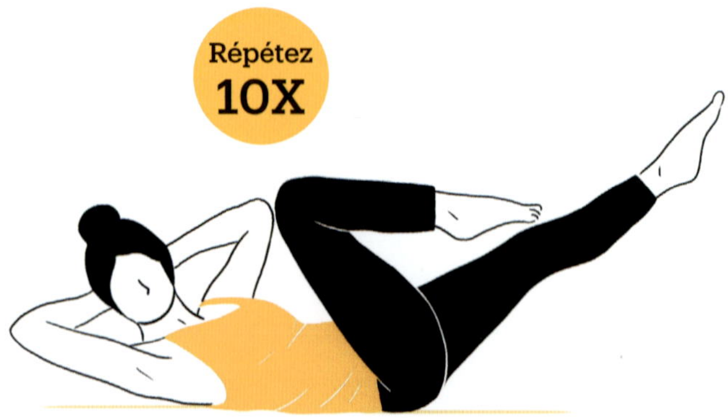

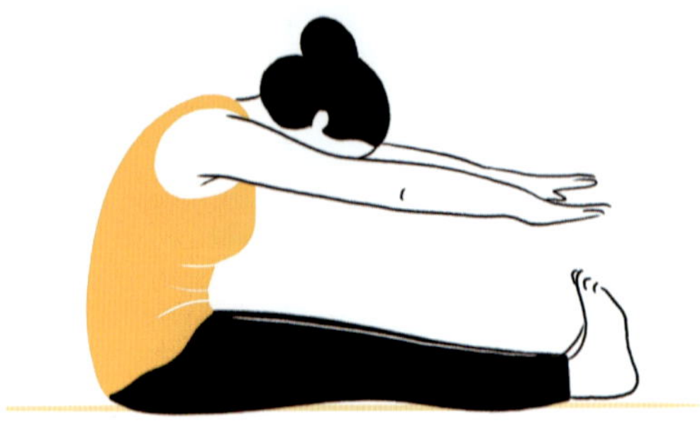

21. SPINE STRETCH FORWARD
#AVALETONSCOOP

▶ Asseyez-vous, jambes écartées largeur du tapis. Bras parallèles au sol. Le dos est droit (si trop difficile, pliez vos genoux mais le dos doit être droit).

▶ Inspirez, grandissez-vous. Faites glisser les bras au-dessus d'un gros ballon pour vous y enrouler (C-curve) et étirez le dos vers l'avant en soulevant l'estomac vers la colonne vertébrale. Sentez le bas du dos s'ouvrir et expirez 3 ou 4 fois.

▶ Inspirez, remontez une vertèbre après l'autre. 5X.
À la fin, avancez un peu vers le bord avant du tapis pour enchaîner avec la suite.

22. OPEN LEG ROCKER
#CULBUTO

▶ Déroulez quelques vertèbres, attrapez une jambe puis l'autre au niveau des chevilles pour vous retrouver en position de l'Open Leg comme sur la photo. Le ventre est creusé et les jambes en rotation externe.

▶ Inspirez, roulez en arrière jusqu'en haut du dos.

▶ Expirez, remontez et restez 5s. Regard à l'intérieur des cuisses.

Si c'est trop difficile d'attraper vos chevilles, attrapez les mollets ou les cuisses.

▶ **Répétez 5X.**

▶ Restez en « haut » à la fin, lâchez vos jambes et déroulez une vertèbre après l'autre pour aller vous allonger sur le dos et ramenez les jambes à 90°.

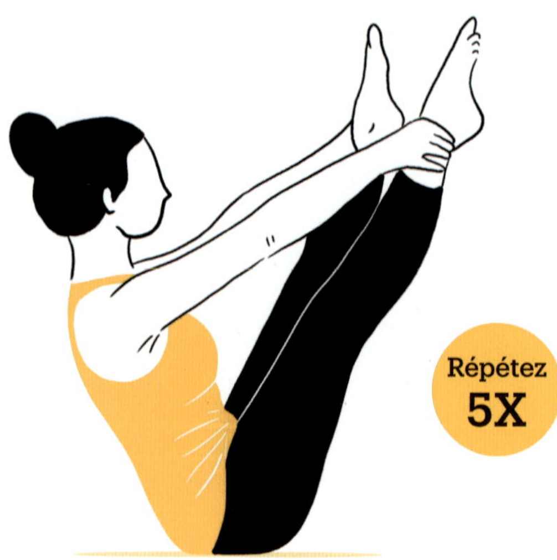

23. CORKSCREW

#PETITESIRÈNE

▶ Jambes longues en V Pilates à 90°, bras enfoncés au sol.

▶ Inspirez, cerclez les jambes vers la droite, puis vers le sol sans creuser le bas du dos. Expirez en ramenant les jambes au centre. Soulevez le bassin en enfonçant les bras. Puis cerclez les jambes de l'autre côté. A

▶ Inspirez sur la première moitié du cercle vers le bas. Expirez sur le retour des jambes au centre. 5X chaque côté. B

▶ Écartez vos jambes largeur du bassin, inspirez et à l'expire basculez le poids du corps vers l'avant comme un Playmobil® pour venir vous asseoir.

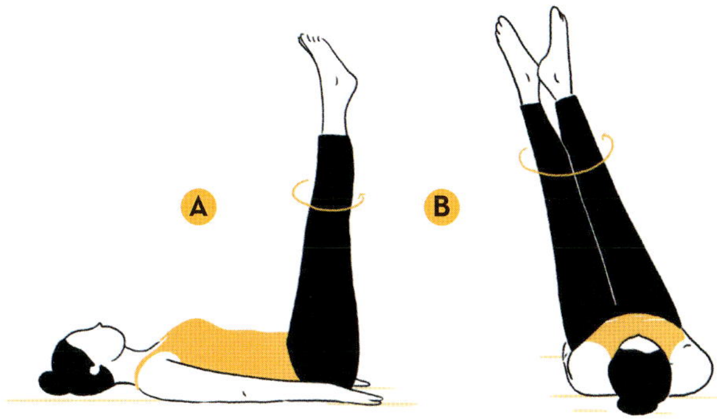

▶ Écartez les bras sur les côtés, vous êtes prêtes pour la scie !

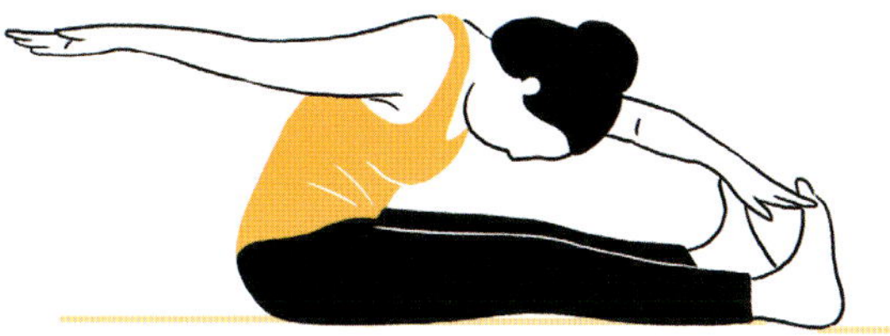

Répétez 5X

« Vous sentez la bûcheronne en vous ? »

24. SAW

#COUPEDUBOIS

▶ Inspirez, twistez vers la droite.

▶ Expirez, plongez le sommet du crâne vers le genou. Étirez les deux bras dans les sens opposés. Le petit doigt du bras gauche s'étire vers le petit orteil du pied droit. Appliquez le scoop. Imaginez vos hanches s'enfoncer dans le sol comme dans du ciment.

▶ Sciez 3X le petit orteil en soufflant. Remontez en gardant l'alignement des bras comme si vous teniez un balais à l'arrière du dos, collé à vos omoplates !

▶ Recommencez à gauche.

▶ **Répétez 5X chaque côté.**

▶ Refermez vos jambes, tournez-vous et allongez-vous à plat ventre.

25. SWAN

#PORTDETÊTE

▶ Front posé au sol, la position des bras en chandelier, les mains alignées aux oreilles, les jambes sont longues et légèrement écartées, épaules basses. Enfoncez le bassin dans le sol et scoopez vos abdos. A

▶ Inspirez, allongez la nuque (comme un cygne qui allongerait son cou) et soulevez la poitrine en allant vers le mur devant. Repoussez le sol avec vos mains et tendez les bras si vous pouvez, colonne longue et ventre creusé. B

▶ Expirez, pliez les bras, tirez le sol vers vous et redescendez en allant poser le sternum le plus loin possible à l'avant du tapis. 3X.

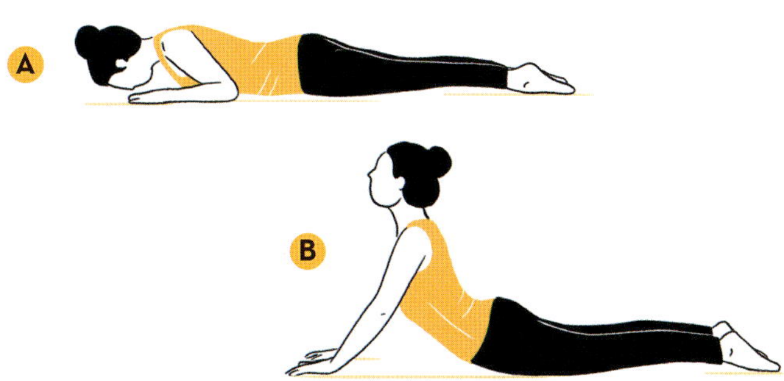

« Cherchez un maximum à ***allonger la colonne. On veut toutes mesurer 1,80 m avec cet exo !*** »

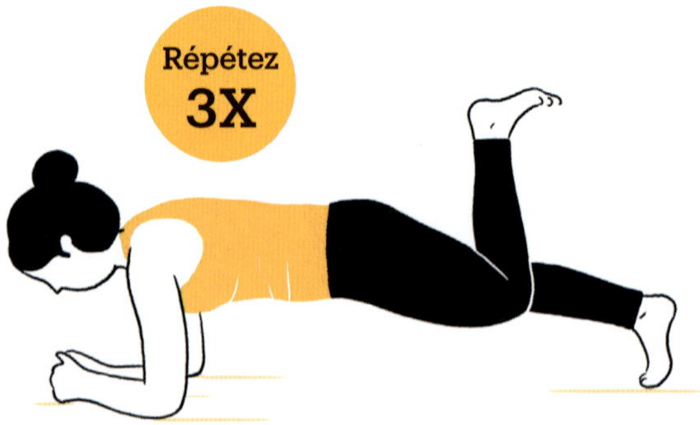

26 SINGLE LEG KICK (version avancée en planche)

#KICKYOURASS

▶ En position planche sur les avant-bras, épaules alignées au-dessus des coudes. Appliquez le scoop. Pressez l'intérieur des cuisses ensemble. Les genoux restent collés.

▶ Rapprochez 2 fois de façon dynamique le talon du pied droit vers la fesse, comme pour kicker. Puis changez de jambe. Pensez à plier le genou vers le haut.

▶ **Répétez 3X de chaque côté.**

27. DOUBLE LEG KICK

#MERMAIDSTYLE

▶ Allongée sur le ventre, jambes serrées, une joue posée au sol.

▶ Attrapez vos mains derrière le bas du dos, bras pliés, écrasez l'os du pubis dans le sol et soulevez les abdos du tapis (mode scoop activé ou « house for the mouse » !)

▶ Inspirez, pliez les genoux vers les fesses et kickez 3X.

▶ Expirez, tendez les jambes vers le sol et les bras simultanément en soulevant le haut du dos. Regardez loin devant vous. Les omoplates se rapprochent, la cage thoracique s'ouvre. Scoopez à fond pour ne pas avoir mal dans le bas du dos !

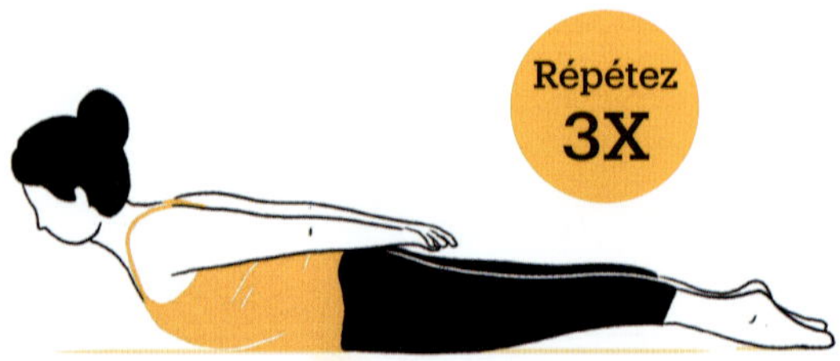

▶ Reposez l'autre joue au sol, en repliant bras et jambes en même temps. **Répétez 3X.**

▶ Arrondissez le dos pour venir vous mettre en position de repos.

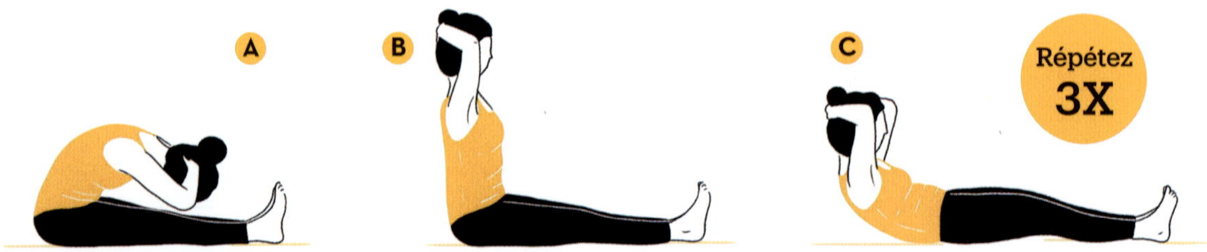

28. NECK PULL

#ÉTIRETANUQUE

▶ Allongée sur le dos, mains derrière la tête, coudes dans le champs de vision. Jambes écartées largeur du bassin, talons enfoncés dans le sol et ventre scoopé. Imaginez que vos jambes sont cimentées dans le sol

▶ Inspirez, engagez les fessiers et commencez à vous enrouler vers le haut et vers l'avant comme pour le roll up. **A**

▶ Expirez, finissez la remontée en enroulant la cage thoracique au-dessus des jambes, le regard vers l'intérieur des genoux.

▶ Inspirez, réempilez votre colonne vertébrale à la verticale contre un mur imaginaire, une vertèbre après l'autre, le regard devant vous. Partez en arrière dos plat jusqu'à ressentir que cette position est trop difficile à tenir sans sortir le ventre. **B**

▶ Expirez, arrondissez le dos et déposez la colonne une vertèbre après l'autre. Inspirez, recommencez 3X. **C**

La clé pour réussir ? Rester ancrée au niveau du bas du corps, comme si vos jambes étaient ensevelies sous 1 tonne de sable. Initiez le mouvement en profondeur avec le powerhouse.

29. SHOULDER BRIDGE
#BOOTYONFIRE

▶ Sur le dos, les genoux pliés, pieds écartés de la largeur du bassin. Les bras de chaque côté du corps, qui pressent activement le sol. Scoop activé !

▶ Inspirez, montez le bassin en dos plat. Allongez la jambe droite vers le plafond et connectez l'intérieur des cuisses comme si vous teniez une feuille de papier entre les cuisses.

▶ Expirez, abaissez la jambe pied flex avec l'intention d'aller toucher le sol sans baisser le bassin.

▶ Inspirez remontez la jambe.

▶ **Répétez 5X chaque côté, sans reposer les hanches.**

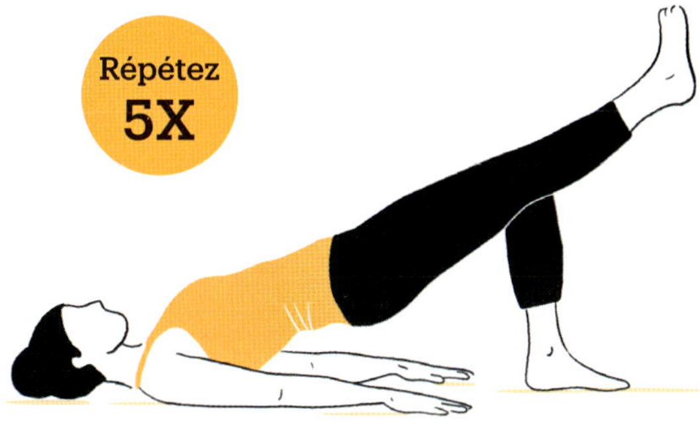

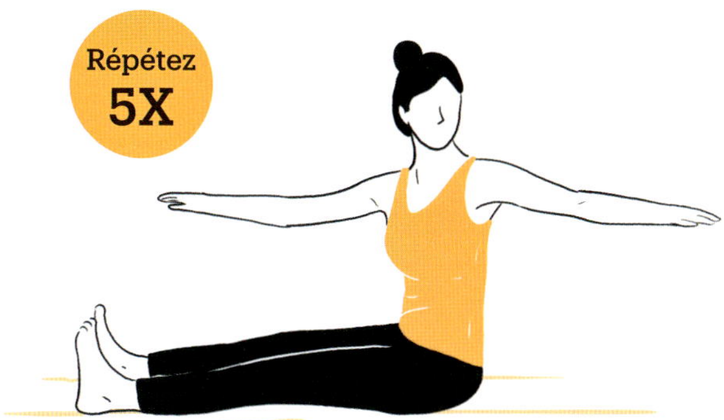

Si vous sentez une raideur aux ischiojambiers, pliez légèrement les genoux ou asseyez-vous sur un support ou serviette roulée. La priorité : garder le dos parfaitement droit !

30. SPINE TWIST
#DETOXTACOLONNE

▶ Assise, jambes tendues et serrées, les bras étirés en croix sur les côtés, légèrement tirés vers l'arrière, paumes vers le sol, les talons qui repoussent le mur devant.

▶ Inspirez, avalez le bas du ventre vers l'intérieur et vers le haut, éloignez les côtes du bassin de manière à garder la colonne vertébrale droite tout le long de l'exercice.

▶ Tournez vers la droite en soufflant 3X. Pensez à vous agrandir lors de la rotation et à garder les talons alignés.

▶ Inspirez pour revenir au centre sans vous affaisser.

▶ Expirez pour tourner à gauche. Enroulez votre colonne vertébrale en spirale vers le haut sous l'effet de la torsion. Faites cette rotation à partir du dos et des obliques, non pas à partir du bassin : les pieds doivent rester au même niveau, les intérieurs des cuisses ensemble.

▶ **Répétez 5X chaque côté.**

31. SIDE LEG
#GAMBETTESDEMISS

▶ Sur le côté droit, une main à plat derrière la tête, la taille soulevée. Décollez la jambe à hauteur de la hanche, en légère rotation externe.

▶ Balancez la jambe (mais avec contrôle !) vers l'avant avec deux petits kicks, pied flex. Kick back : balancez la jambe vers l'arrière sans bouger le torse. Pensez aux tasses d'eau bouillante sur l'épaule : on ne les renverse toujours pas !

▶ **Répétez 5X en scoopant à fond.**

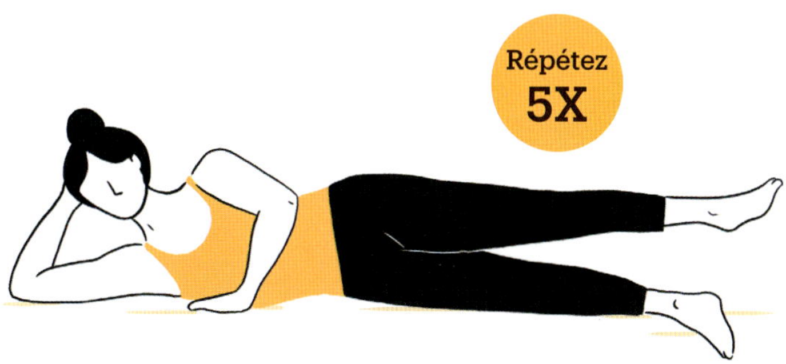

« Vous connaissez ***bien cette série, alors c'est parti !*** »

32. UP/DOWN

#RESSORT

▶ Soulevez la jambe en rotation externe, pied pointé.

▶ Abaissez la jambe, en flexant le pied. Freinez la descente comme si votre jambe était accrochée à un ressort. La taille est toujours haute et on s'étire dans les deux sens.

> « ***Votre jambe est accrochée à un ressort,*** plus rien ne l'arrête! »

Répétez 5X

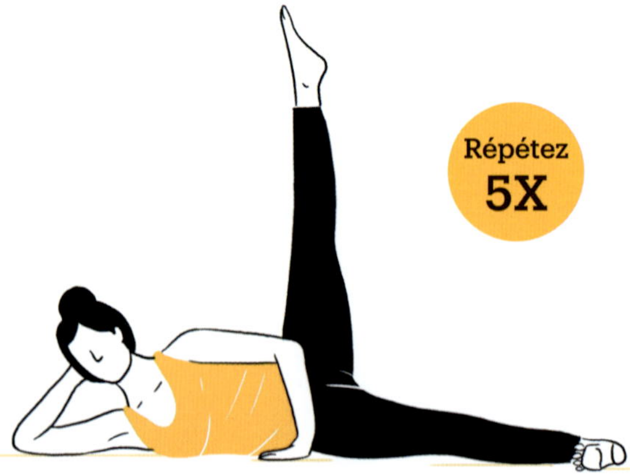

Répétez 5X

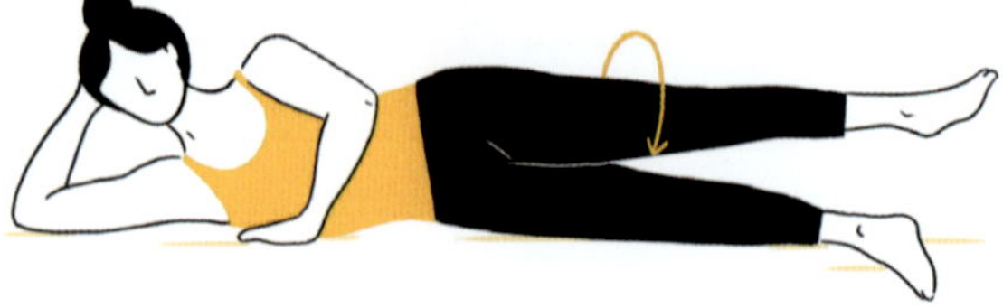

33. CIRCLES

#HULAHOOP

▶ Mettez vos jambes en V Pilates, dessinez des cercles de 30 cm avec le pied de façon dynamique. Tournez dans un sens, puis changez de sens.

Imaginez que le mouvement part de l'articulation de la hanche. Appliquez le scoop pour absorber les cercles de votre jambe et ne pas partir dans tous les sens.

34. INNER THIGH LIFTS

#BEAUXCUISSOTS

▶ Placez le pied gauche devant votre cuisse droite, à plat. Votre tête est posée au sol sur votre bras droit. Vous pouvez soit attraper votre cheville gauche soit placez votre main gauche au sol devant le sternum.

▶ Inspirez, allongez votre jambe avant de la soulever. Pensez à une pile de livres posés à l'intérieur de la cuisse.

Répétez 10X

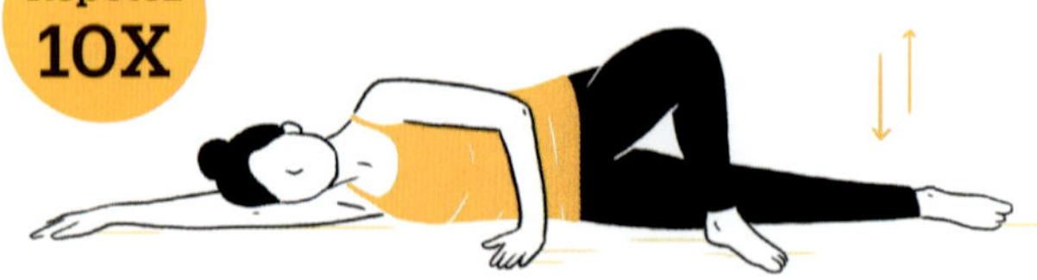

▶ Expirez, reposez-la sans toucher le sol.

35. HEEL BEATS

#TAPEDESPIEDS

▶ Allongée à plat ventre, mains sous le front, jambes serrées. Scoop à fond.

▶ Inspirez, soulevez les jambes en les gardant tendues et serrées. Expirez sur 5 comptes, commencez par frapper les talons ensemble, comme si vous applaudissiez.

▶ Inspirez, continuez sur 5 comptes. Pensez à écraser un ballon à l'intérieur des cuisses. Comptez jusqu'à 20 et placez-vous en position de repos pour relâcher le dos.

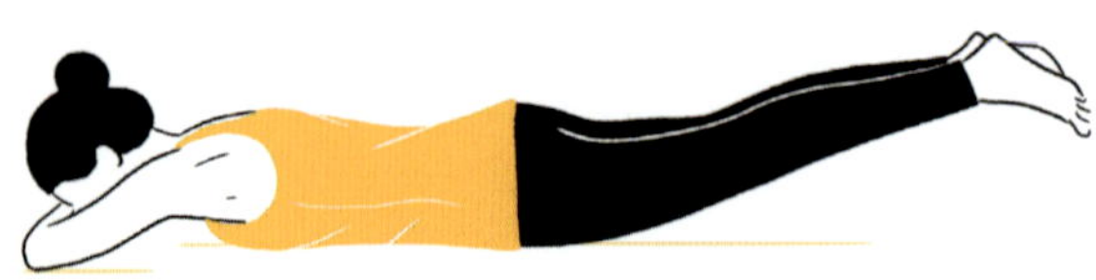

▶ **Changez de côté et recommencez les 4 exos.**

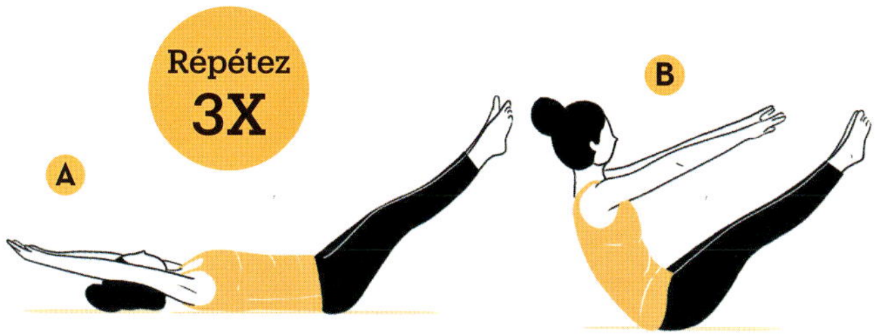

La clé pour réussir ? Trouver un bon rythme de respiration. En apnée, il sera difficile de recruter les bons muscles et même d'arriver à remonter !

36. TEASER

#SUPERTONIC

▶ Allongée sur le dos, les jambes tendues vers le plafond en V Pilates. Scoop activé. Les bras étirés vers l'arrière. Abaissez les jambes à 60° sans creuser le dos. A

▶ Inspirez, ramenez les bras de derrière en direction de vos pieds. Enroulez la tête vers la poitrine et remontez vers vos pieds. Tenez la position « V ». B

▶ Expirez, déroulez votre dos, sans bouger vos jambes (serrez l'intérieur des cuisses et des fessiers pour aider). Dès que la tête touche le sol, étirez les bras au-dessus de la tête et recommencez.

37. SWIMMING

#CRAWLSURTAPIS

▶ Allongée sur le ventre, scoop des abdos activé, bras tendus parallèles, jambes serrées. Répétez 2X la préparation du swimming vu en p. 47. Si cela est déjà difficile pour vous, restez-en à cet exo, sinon, poursuivez.

▶ Inspirez, soulevez le bras droit et la jambe gauche. La tête et la poitrine se soulèvent aussi. Utilisez votre powerhouse.

▶ Continuez ce mouvement en alternant bras/jambes comme si vous étiez en train de nager au-dessus de la surface de l'eau en inspirant sur 5 comptes et en expirant sur 5 comptes.

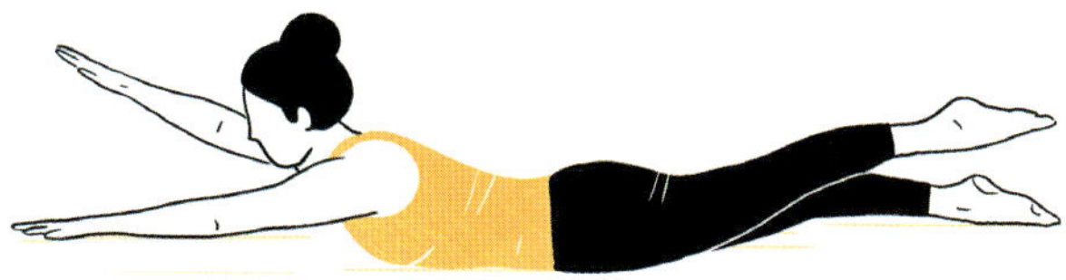

▶ Étirez-vous dans les deux sens. Les bras et les jambes ne touchent jamais le tapis. Faites 3 séries de 5 inspirations/expirations.

▶ Asseyez-vous en position de repos, sur vos talons pour arrondir le dos.

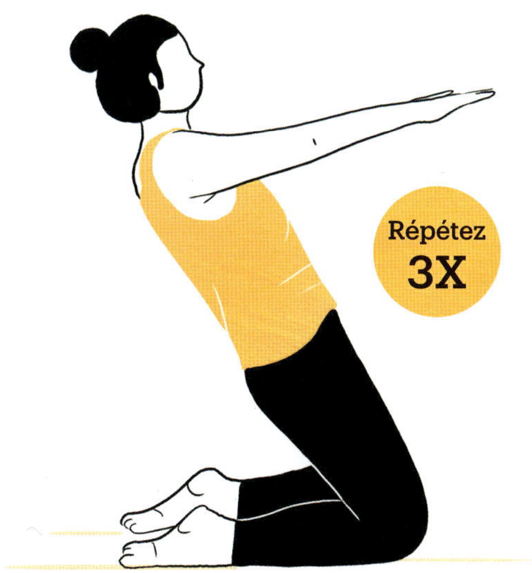

38. THIGH STRETCH

#CUISSESFERMES

▶ Debout sur vos genoux, épaules, hanches et genoux alignés. Rétroversez légèrement le bassin, comme si votre coccyx s'enroulait à l'intérieur des cuisses vers le nombril. Bras tendus devant vous.

▶ Inspirez, partez en dos plat vers l'arrière comme pour aller toucher les fesses. Ne cambrez pas !

▶ Expirez, enfoncez les genoux dans le sol et remontez pour retrouver la position de départ.

Attention à l'inconfort des genoux si vous êtes sensible de cette zone. N'hésitez pas à placer un petit coussin ou une serviette pour les soulager.

39. LEG PULL FRONT
#PAYETONSKATE

▶ À partir de la position de repos, crochetez vos orteils, enfoncez bien vos paumes de mains dans le sol et dépliez vos jambes de façon dynamique pour trouver la position planche.

▶ Transférez le poids du corps vers l'arrière en enfonçant les talons, puis vers l'avant en passant sur les demi-pointes. Repoussez le mur devant vous avec le sommet du crâne. 2-3X pour échauffer les tendons.

▶ Soulevez une jambe à partir de vos abdos et de l'arrière des cuisses et restez 3s. Changez de jambes. Répétez 3X.

▶ Pour finir, remontez les fesses vers le plafond en position V inversée (ou chien tête en bas), marchez avec vos mains vers vos pieds, et réempilez votre dos à la verticale. Puis prenez la position de repos.

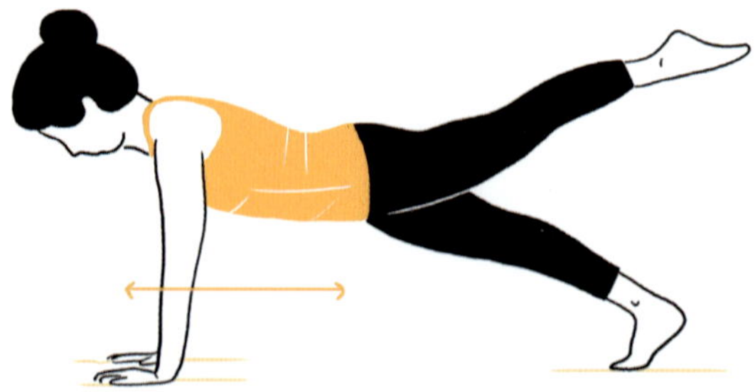

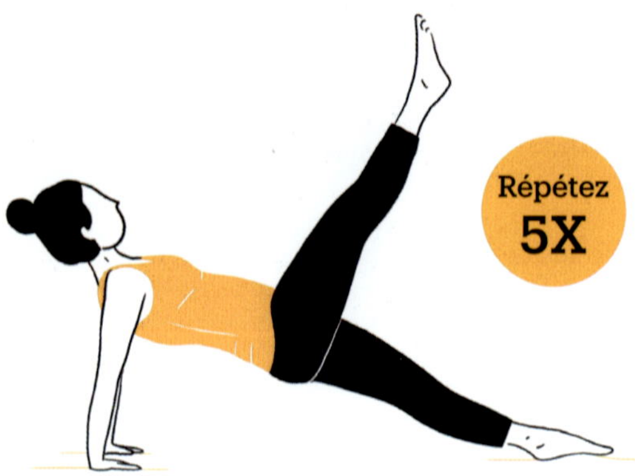

40. LEG PULL BACK
#KICKLEPLAFOND

▶ Enfoncez les talons et les paumes de main pour soulever les hanches. Serrez l'intérieur des cuisses. Maintenez 5 à 10s.

▶ **Répétez 5X.**

Bonus : inspirez, soulevez la jambe droite du sol, aussi haut que possible comme un kick, sans baisser les hanches. Expirez, reposez la jambe au sol en freinant. Inspirez, soulevez la jambe gauche du sol, en enfonçant bien l'autre talon et en gardant les hanches liftées. Expirez, reposez la jambe lentement au sol en retenant cette jambe. Répétez 3X de chaque côté. Secouez les poignets pour relâcher d'éventuelles tensions.

41. SIDE BEND
#RAINBOWMOOD

▶ Assise sur un côté, avec les genoux légèrement pliés, le pied de la jambe du dessus est posé sur le tapis juste devant l'autre. Placez votre paume de main au sol, légèrement décalée de votre épaule, l'autre bras est posé sur la cuisse.

▶ Inspirez, soulevez vos hanches vers le plafond : tendez vos jambes de façon dynamique et repoussez le sol avec votre bras ; vous pouvez lever le bras au-dessus de l'oreille en même temps. Vous êtes en planche latérale.

▶ Expirez, reposez les hanches vers le sol, en allant vous asseoir vers vos talons. 3X chaque côté.

La clé pour réussir ? Gardez la tête, les hanches et les pieds sur une même ligne, comme si vous étiez prise en sandwich entre deux parois vitrées et imaginez que vos hanches sont suspendues par un harnais. Attention à l'inconfort du poignet ou de l'épaule sur cet exercice.

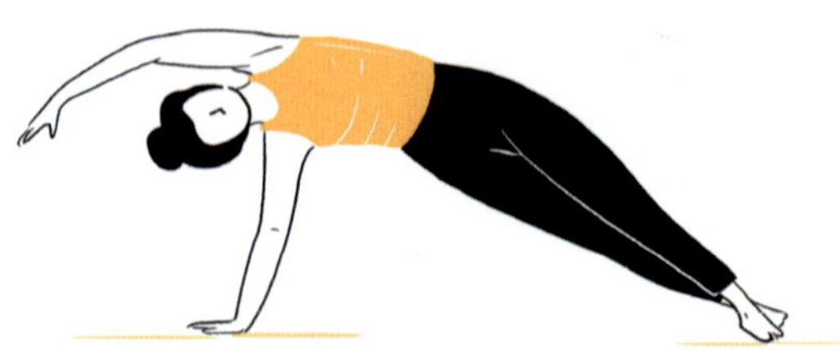

« ***Pour plus de challenge d'équilibre :*** placez un pied par-dessus l'autre ! ***Du nerf!*** »

42. MERMAID
#BOUGETESBRANCHIES

▶ En position assise sur le côté, jambes repliées vers la gauche. Votre main gauche attrape vos chevilles pour les rapprocher de vous.

▶ Inspirez, allongez votre bras droit vers le plafond, collé contre l'oreille.

▶ Expirez, plongez sur le côté gauche, en poussant vos côtes vers le soleil. Ressentez cette ouverture des côtes et remontez.

▶ **Répétez 3X de chaque côté.**

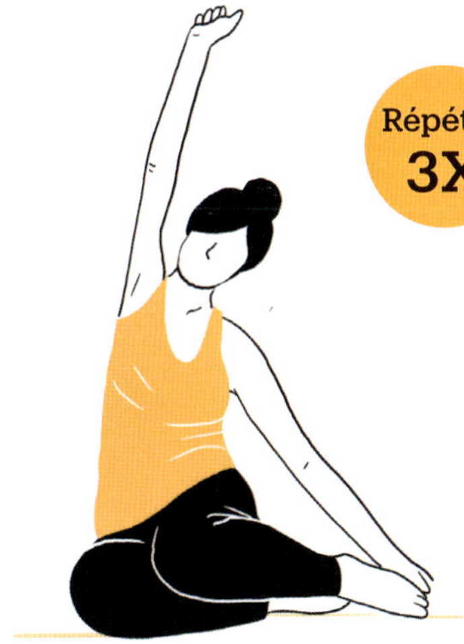

Répétez 3X

« Cette figure n'a plus de secret pour vous ! »

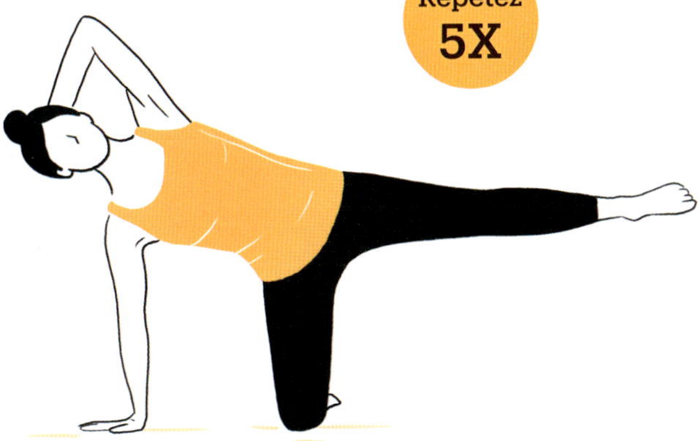

Répétez 5X

43. KNEELING SIDE KICK
#COUPDEPIED

▶ Placez-vous sur vos genoux sur le bord de votre tapis, bras étirés sur les côtés, comme une croix.

▶ Déplacez le poids du corps sur le côté droit et descendez en croix. Hanches, genoux et pied alignés. Imaginez que votre torse est en appui contre une vitre. Soulevez la jambe gauche, parallèle au sol.

▶ Inspirez, kickez la jambe 2 fois vers l'avant, pied flex. Ne laissez pas les hanches partir en arrière. Le mouvement part du dos quand on bouge la jambe.

▶ Expirez, allongez la jambe vers l'arrière avec le pied pointé, en rapprochant le pubis du nombril. Scoop toujours !

▶ **Répétez 5X sur chaque jambe.**

44. SEAL
#CULBUTO

▶ Asseyez-vous sur le bord avant du tapis. Joignez vos talons, pressez les pieds ensemble, les genoux pliés et écartés largeur épaules.

▶ Attrapez vos chevilles extérieures en passant par l'intérieur des jambes. Remontez les pieds à la hauteur du sternum. Les coudes poussent les cuisses à l'extérieur et les genoux pressent à l'intérieur. Appliquez le scoop. (A)

▶ Inspirez, roulez en arrière. Tenez 3s. (B) Soulevez la taille.

▶ Expirez, revenez.

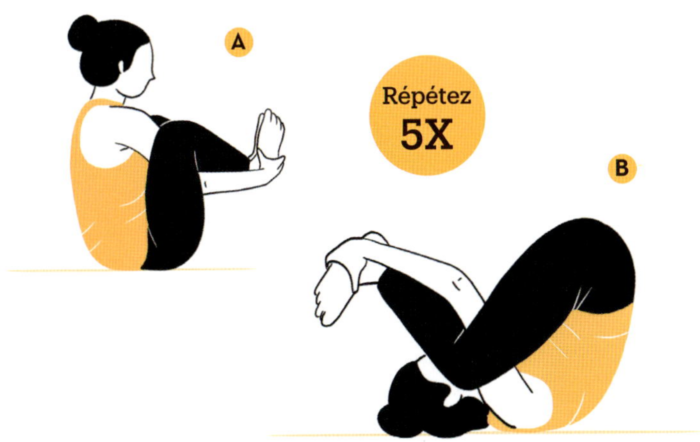

Répétez 5X

44. PUSH UP TRICEPS

#POPEYEISBACK

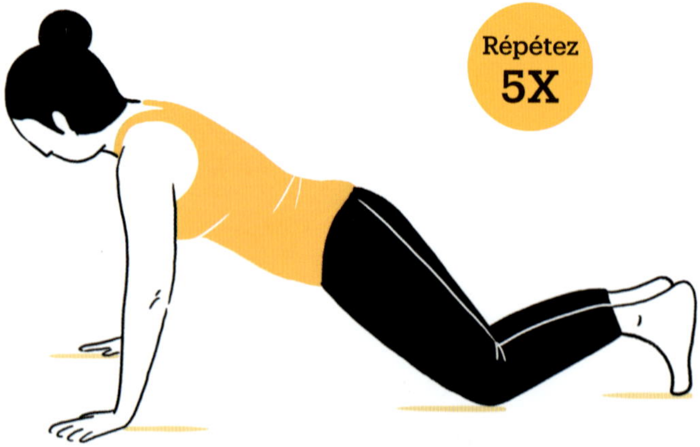

▶ Installez-vous à quatre pattes, les mains sous les épaules, les genoux au sol pour commencer. Vous devez visualiser une ligne diagonale de profil depuis vos épaules en passant par vos hanches jusqu'à vos genoux (ou vos talons si vous avez les jambes tendues). Pressez l'intérieur des cuisses ensemble et appliquez le scoop

▶ Inspirez, pliez les coudes de chaque côté de la cage thoracique vers vos côtes. Descendez la poitrine vers l'avant du tapis sans cambrer.

▶ Expirez, repoussez le sol pour revenir en position de départ. Ne piquez pas du nez.

Si vous avez mal aux poignets ou aux épaules, laissez cet exo de côté.

« ***Vous arrivez à la fin!*** Dernière ligne droite! »

45. STANDING BALANCE

#ÉQUILIBREFOREVER

▶ Jambes en V Pilates, bras le long du corps légèrement soulevés, paumes de mains tournées. Aspirez vos abdos et l'intérieur de vos cuisses. **A**

▶ Inspirez soulevez les talons en poussant le plafond avec la tête puis pliez vos genoux, les talons toujours collés. Regardez à droite, à gauche, revenez au centre. **B**

▶ Tendez vos jambes et reposez les talons en freinant comme si vous écrasiez des ballons. Encore 1 répétition. Pensez toujours que vous faites les exercices debout contre un mur pour respecter les alignements.

▶ Refaites l'exercice en fermant les yeux.

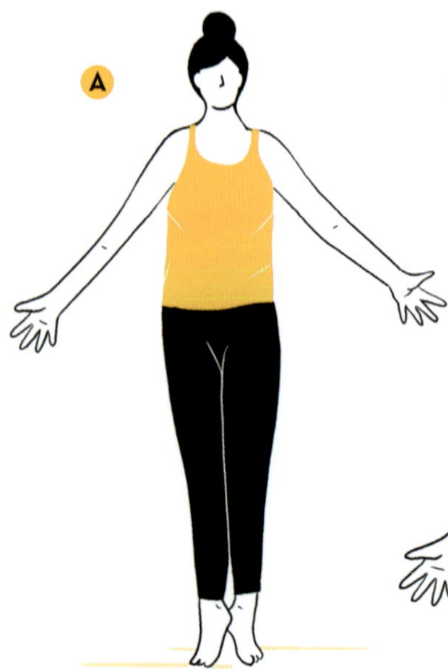

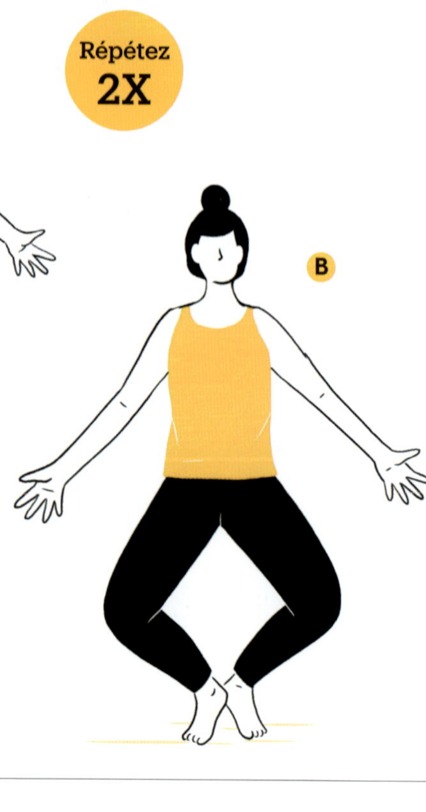

CHALLENGE RELEVÉ, PILATES CONFIRMED !

Bravo, vous pouvez être fière de vous, vous êtes maintenant une vraie pro du Pilates. Faites le point pour voir s'il vous reste des ajustements à faire.

Avez-vous réussi à ajouter de la fluidité dans cette dernière étape, en plus de tous les autres principes: respiration, contrôle, concentration, centrage, précision?

Imaginez que les 45 exercices de cette quatrième étape s'enchaînent comme un seul exercice.

Pensez toujours que la respiration guide votre mouvement et que le mouvement guide la respiration. Vous ne faites plus qu'un avec le mouvement et le mouvement c'est la VIE et la JOIE !

Si vous n'avez pas réussi à rendre plus fluide votre pratique, pas de panique! La fluidité est le principe le plus difficile à appliquer. Reprenez donc cette dernière étape en essayant de regarder le moins possible votre livre pour rester concentrée au maximum. Ça va venir! N'oubliez pas que la répétition entraîne l'acquisition.

Et enfin, le plus important pour nous : avez-vous pris du PLAISIR ?

Oubliez le fameux « *no pain, no gain* » très en vogue, où il faudrait souffrir pour atteindre ses objectifs.

Investissez vos séances de Pilates comme un pur moment rien que pour VOUS, à votre rythme, pour être bien dans votre corps et dans votre tête.
JUST GO FOR IT !

« L'important ce n'est pas la destination, mais le chemin lui-même »
Robert Louis Stevenson

ROUTINE EXPRESS DU MATIN : 8 MIN

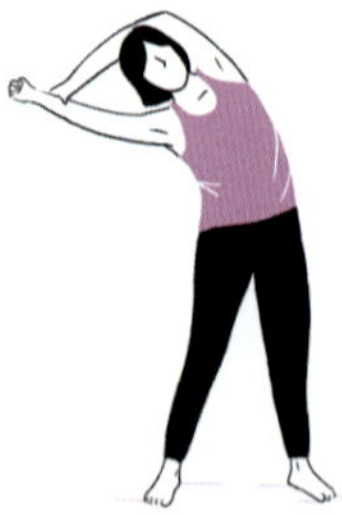

1

SIDE STRETCH

▶ Voir p. 58.

2

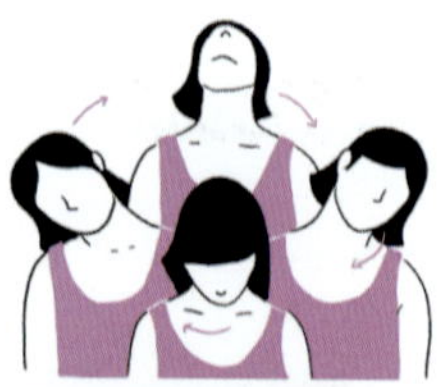

NECK ROLL

▶ Inspirez, dessinez un cercle vers l'arrière avec la tête.

▶ Expirez, ramenez la tête vers l'avant.

▶ **Répétez 3X**

3

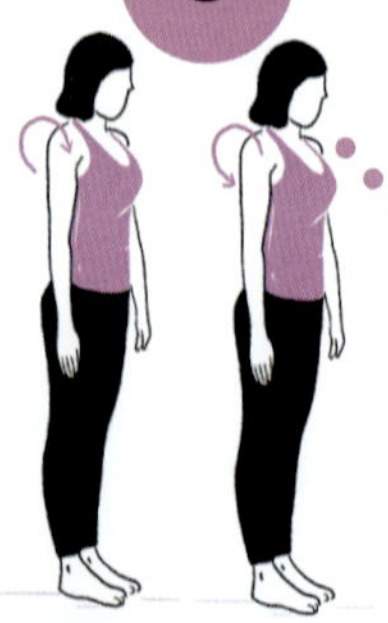

SHOULDERS ROLL

▶ Soulevez les épaules vers le haut puis vers l'arrière 3 fois d'affilée. Sentez le massage des omoplates sur la cage thoracique.

▶ Changez de sens.

▶ **Répétez 3X**

4

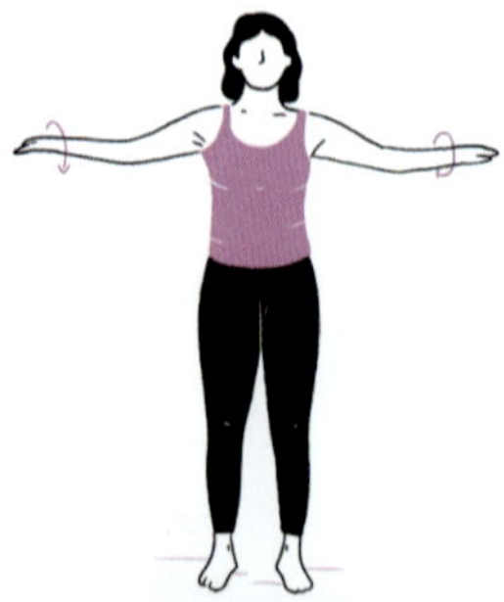

CERCLES AVEC LES BRAS

▶ Soulevez les bras vers le plafond en inspirant et en gardant les épaules basses, puis cerclez les bras sur le côté pour les ramener vers les cuisses en expirant tout l'air de vos poumons.

▶ **Répétez 3X**

5

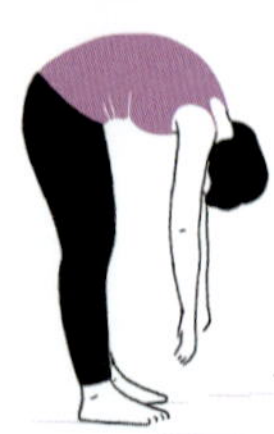

ROLL DOWN

▶ Voir p. 58.

▶ **Répétez 3X**

6

BODY TAPPING

Cette technique, issue du qi gong, permet d'ouvrir les circuits énergétiques de votre corps, de stimuler les organes, d'améliorer la circulation du sang et de donner un coup de boost pour démarrer la journée.

▶ Tapez énergiquement avec vos mains l'ensemble du corps : commencez par les pieds en remontant par l'avant du corps, jusqu'à la tête, puis redescendez par la partie arrière du corps.

▶ Tapez doucement le sommet du crâne.

▶ Puis, « nettoyez-vous » en essuyant vos bras et vos jambes comme si vous vous débarrassiez des gouttes d'eau restantes après une douche.

▶ **Répétez 3X**

On fait un RESET !

7

RESPIRATION

▶ Debout, inspirez sur 5 expirez sur 5 (par le nez uniquement), et continuez jusqu'à 8 (ou 10 si vous voulez).

▶ **Répétez 3X**

8

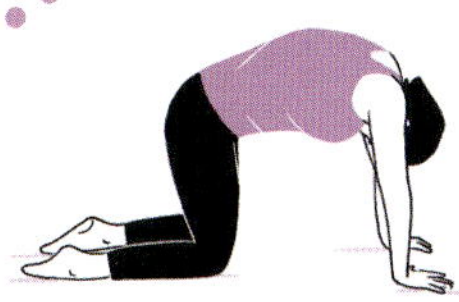

CHAT VACHE

▶ Voir p. 40

▶ **Répétez 5X**

9

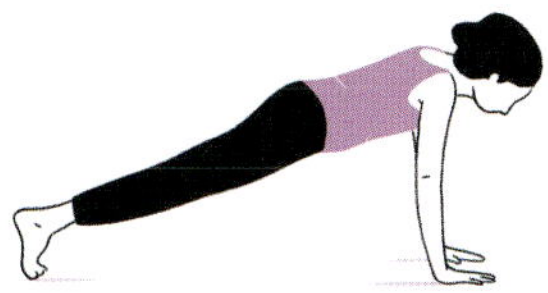

PLANCHES

▶ Voir p. 41

▶ **Répétez 3X**

10

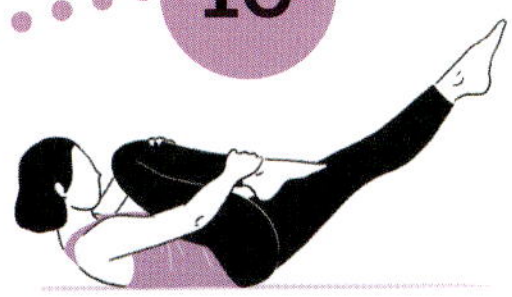

SINGLE LEG STRETCH

▶ Voir p. 80

11

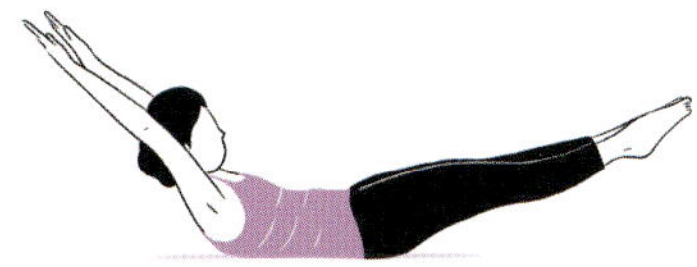

DOUBLE LEG STRETCH

▶ Voir p. 81

▶ **Répétez 5X**

12

SCISSORS

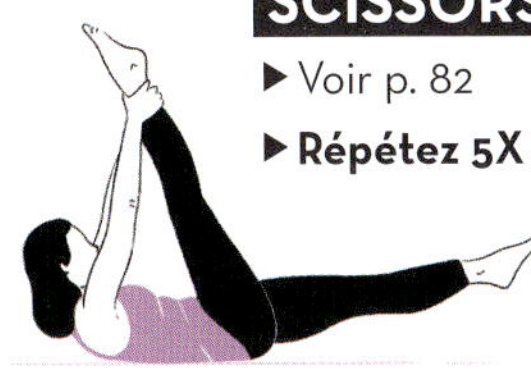

▶ Voir p. 82

▶ **Répétez 5X**

13

DOUBLE LEG LOWER LIFTS

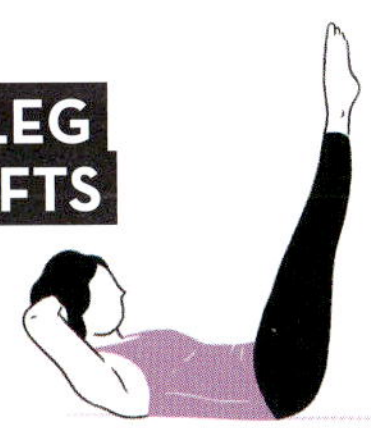

▶ Voir p. 81

▶ **Répétez 5X**

14

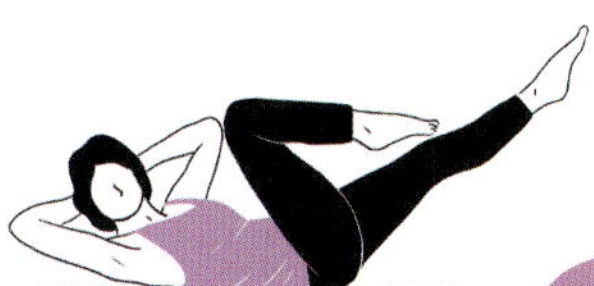

CRISS CROSS

▶ Voir p. 81

▶ **Répétez 5X**

15

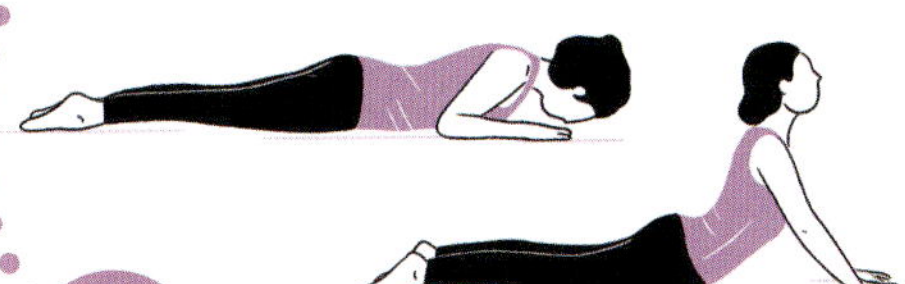

SWAN

▶ Voir p. 83

▶ **Répétez 3X**

16

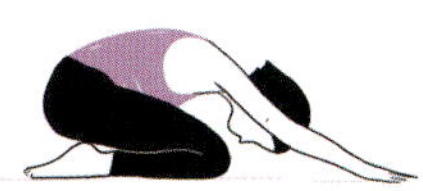

CHILD'S POSE

▶ **3 min**

KEEP COOL
AND PILATES

Lugdivine répond aux interrogations les plus courantes qui peuvent trotter dans vos têtes !

SUIS-JE CAPABLE DE SUIVRE CE PROGRAMME SI JE NE FAIS PAS BEAUCOUP DE SPORT, VOIRE PAS DU TOUT ?

Comme tout programme sportif, il est recommandé de vérifier auprès d'un médecin que tout est OK avant de commencer ! La méthode Pilates est toutefois conçue pour tous les niveaux et vous progresserez à votre rythme, en sécurité. Commencez par les 7 exercices du chapitre « Fondamentaux », en prenant le temps de bien lire les indications et en visualisant les mouvements.

Comme vous n'aurez personne à côté de vous pour corriger vos exercices, il est important de vous reconnecter à votre corps, vos ressentis pour exécuter en conscience ces premiers mouvements. Apprenez-les bien et vous progresserez très vite !

QUEL EST MON OBJECTIF AVEC CE PROGRAMME ?

Votre objectif est personnel si ce n'est que vous devez maîtriser les exercices définis dans le chapitre « Fondamentaux » et les pratiquer le plus souvent possible pour voir des résultats sur votre corps, votre façon de vous tenir au quotidien et votre esprit ! Cela peut prendre du temps pour votre corps de s'habituer à travailler avec de nouveaux muscles, en profondeur dont vous ne soupçonniez même pas l'existence auparavant !

Il s'agit surtout d'apprendre à votre corps à bouger différemment, en étant plus concentrée sur l'ici et maintenant et consciente de chaque mouvement. Cherchez un équilibre « corps-esprit » à travers le mouvement.

L'objectif est d'avoir une meilleure posture, un « centre » renforcé, plus de souplesse et surtout un sentiment de bien-être incroyable au quotidien.

QUELLE TENUE DOIS-JE PORTER ?

Un simple legging ou short dans lequel vous êtes confortable. Évitez de porter des habits trop larges et préférez ceux qui permettent de voir quel muscle travaille. Pas de ceinture ou de fermeture Éclair sur vos vêtements pour ne pas gêner ni irriter votre dos par exemple.
Vous n'avez pas besoin de chaussures de sport.

QUEL TAPIS DOIS-JE CHOISIR ?

Un tapis de Pilates épais est plus approprié qu'un tapis de yoga car il permet d'absorber les mouvements sur la colonne vertébrale quand vous faites le rolling like a ball par exemple ou tout autre exercice où l'on imprime la colonne vertébrale dans le sol.

QUEL EST LE MEILLEUR MOMENT POUR PRATIQUER ?

Certaines préfèrent le matin car vous démarrez votre journée avec une énergie différente pleine de good vibes. D'autres le soir car cela permet de relâcher les tensions. Ou encore avant le déjeuner du midi. Évitez de pratiquer juste après manger ou quand vous êtes trop fatiguée !

Pensez également qu'un exercice bien fait en conscience vaut mieux que 25 exercices réalisés en pensant à votre to do list du lendemain ! Donc choisissez un moment où vous pouvez « lâcher ».

COMBIEN DE FOIS PAR SEMAINE DOIS-JE PRATIQUER ET POUR COMBIEN DE TEMPS ?

Nous conseillons trois fois par semaine. L'idéal serait de conserver au minimum ce rythme à vie ! Oui, vous avez bien lu : l'entretien de votre corps est votre priorité ! L'exercice physique est, comme disait Joseph Pilates, la première condition de votre bonheur. Ce timing peut changer ensuite. Des personnes qui ont un niveau avancé peuvent faire un matwork en entier en 15 minutes sans sacrifier la précision de leurs mouvements. C'est pour ça que nous avons aussi défini une routine express à faire quand on est un peu plus speed.

Préférez toujours la qualité à la quantité des exercices que vous décidez de faire.

FAUT-IL S'ÉCHAUFFER UN PEU AVANT DE COMMENCER ?

Pas forcément car le répertoire de la méthode Pilates permet de s'échauffer au fil de l'eau. Le premier exo par exemple est le Hundred qui sert à réchauffer le corps grâce à la respiration particulière.

JE NE SUIS PAS DU TOUT SOUPLE, VAIS-JE Y ARRIVER QUAND MÊME ?

Bien sûr ! Pratiquer le Pilates aidera grandement à améliorer votre souplesse au fil de vos entraînements ! Il faut être patient, comme pour tout le reste dans la vie.

LE PILATES PEUT-IL M'AIDER À AVOIR MOINS MAL AU DOS ?

Le Pilates permet d'améliorer sa posture au quotidien en renforçant les muscles profonds des abdominaux et du dos. Grâce à une pratique régulière, en conscience, avec des exercices spécifiques on apprend à se tenir mieux.

Naturellement, les problèmes de dos au sens large s'atténuent voire disparaissent. Ce n'est pas pour rien que de plus en plus d'ostéopathes ou de kinésithérapeutes se forment au Pilates et proposent à leurs patients de prendre des cours pour corriger leurs postures et les rendre autonomes.

PUIS-JE FAIRE DU PILATES ENCEINTE ?

Oui, il est possible de faire du Pilates enceinte et c'est même fortement recommandé. Mais il vaut mieux être accompagnée par un professeur certifié dans des cours spécifiques en prénatal. Ce livre n'est pas l'outil le plus approprié pour démarrer lorsqu'on est enceinte.

PUIS-JE PERDRE DU POIDS GRÂCE AU PILATES ?

L'exercice physique, quel qu'il soit, ne fait pas maigrir si ce que vous mettez dans votre assiette n'est pas équilibré. Si votre objectif principal est de maigrir alors il faut en priorité modifier son assiette et accompagner ce rééquilibrage d'une pratique de Pilates soutenue (2 fois par semaine minimum) + 1 cours cardio.

AVEC QUEL AUTRE SPORT PUIS-JE COMBINER LE PILATES ?

Avec tous les autres sports sans exception. Le Pilates est comme une fondation, un socle qui accueillerait toutes les autres « briques » au sens d'activités sportives.

Aux USA par exemple, les basketteurs de la NBA, les footballeurs, les golfeurs et bien d'autres sportifs s'entraînent au Pilates et constatent de réels effets bénéfiques sur leurs disciplines, avec parfois même la sensation de la redécouvrir, plus consciemment.

COMMENT ME SERVIR DE CE LIVRE ?

Suivez toutes les étapes de ce livre dans l'ordre, à votre rythme. Il n'y a volontairement pas de temps de défini pour la durée des quatre étapes car c'est vous seule qui jugerez de votre progression avec les pages bilan.
Il y a toujours des choses que l'on rate quand on commence, donc revenez sur les exos et recommencez !

Patience et persévérance !

Augmentez ou diminuez le nombre de répétitions selon vos envies et votre forme du moment.

Embarquez une copine avec vous dans la découverte du Pilates : c'est une bonne façon de se motiver et de se retrouver chaque week-end pour faire la séance de 30 min ensemble et progresser.

Si vous avez la possibilité de trouver un professeur de Pilates certifié dans votre environnement, vous pourrez progresser davantage.
Suivez mes cours sur @ludipilates !

« **N'oubliez pas de garder le smile du début jusqu'à la fin.** Non seulement sourire c'est bon pour la santé, mais vous allez détendre en plus les muscles du visage et du cou. **Le plaisir, c'est la base de tout!** »

MERCI À

& Other Stories (pages 5 et 57), April please (page 75), Etam (couverture, pages 15, 21, 39), LuzxMare Di Latte (page 75) pour le prêt des tenues et accessoires.

ISBN : 978-2-412-07271-4

Dépôt légal : octobre 2021

Imprimé en France par Estimprim

Éditions First, un département d'Edi8
92, avenue de France
75013 Paris
01 44 16 09 00
firstinfo@efirst.com
www.editionsfirst.fr